本草一味

润肺燥

余瀛鳌　陈思燕◎编著

本草护佑全家人丛书

全国百佳图书出版单位
中国中医药出版社
·北京·

中医药学博大精深、源远流长，是无数先贤在与疾病的长期斗争中不断摸索，凝练而成。其内涵深邃，不仅包括治病救人之术，还蕴涵修身养性之道，以及丰富的哲学思想和崇高的人文精神。几千年来，孕育了无数英才，默默地守护着中华民族的健康，使华夏文明绵延至今。

在现代社会，科技发达，物质丰富，人类寿命得以延长，但很多新型疾病也随之涌现，给人们带来了巨大的痛苦。随着世界各国的经济文化交流日益加深，越来越多的国际人士开始认识到，中医药在治疗现代社会许多疑难杂症、塑造人类健康身心方面，具有无可比拟的价值，一股研究中医、移植中药的热潮正在世界范围内悄然兴起。此时的中医药，已经成为我国文化软实力的重要体现，是中国的"名片"。

中医药因其简、便、廉、验，毒副作用小，深受欢迎，很多人都喜欢学习一些基本的中医药知识。据统计，在农村和城市社区的科普活动中，中医药知识是最受欢迎的科普内容之一。但是，学习中医药并不是一件容易的事情，很多人与之初次接触时，往往被其艰深的内容所阻，最终只能望洋兴叹。

由此可见，国内外对中医药知识都有着深切的渴望，但是，能够深入浅出地讲述中医药科普知识的专家和图书不多。

有鉴于此，国家中医药管理局成立了"中医药文化建设与科学普及专家委员会"。其目的是整合中医药文化科普专家力量，对中医药文化建设与科学普及工作进行总体设计和规划，指导全行业开展相关工作，提升中医药文化建设水平，为中医药文化建设与科学普及长效机制的建立提供人才保障。

其职责是：对全行业中医药文化建设和科普宣传工作进行指导、研究、咨询和评价，同时承担有关文化科普宣传任务。针对社会上中医药科普作品良莠不齐而读者需求又十分迫切的现状，专家们除举办科普讲座、与各种传媒合作进行中医药知识传播外，还将为中医药文化建设与科学普及活动的策划和相关产品创意提供指导，研究挖掘中医药文化资源，在古籍、文献、典故、名人传说、民间故事中提炼中医药文化的内涵，结合现代社会人们养生保健的新需求，以通俗易懂、喜闻乐见的形式，创作一系列科学、权威、准确又贴近生活的中医药科普作品。

《本草护佑全家人丛书》正是一套这样的健康科普图书。该丛书将包含药食同源在内的单味中药与食物合理搭配，为广大读者提供中医养生与健康饮食指导。该丛书最大特色是医理来源于中医典籍，方法来自专家指导，既权威又安全，既高效又易操作，加之精美配图，彩色印刷，可使读者读之愉悦，用之有益，以此增强身心健康。

在本丛书即将出版之际，我在此对所有为本丛书编写提供指导的专家表示深深的感谢，其中要特别感谢特约中医学专家余瀛鳌先生。此外，要感谢为本丛书出版付出辛劳的众多工作人员。最后，还要感谢与本丛书有缘的每一位读者！

"要想长寿，必究养生"，祝愿大家永远健康快乐！

中国中医药出版社有限公司董事长

宋春生

2021 年 3 月

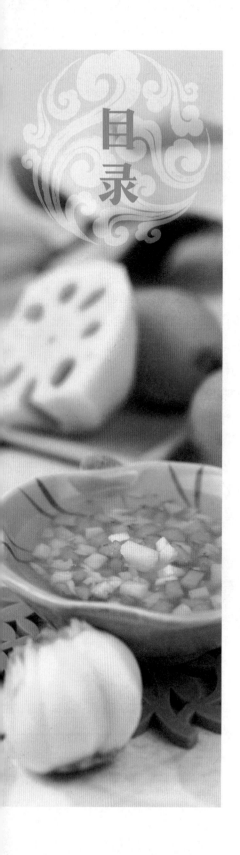

目录

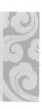

开篇

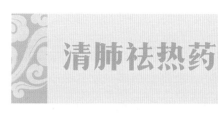

清肺祛热药

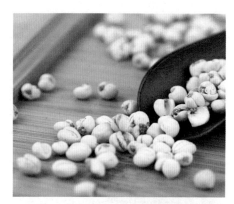

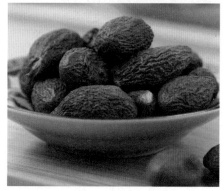

止咳平喘药

补益肺气药

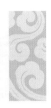

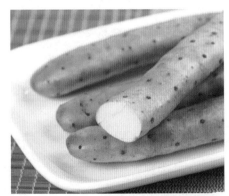

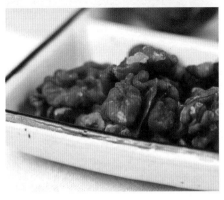

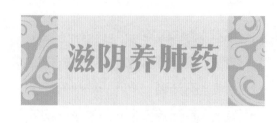

滋阴养肺药

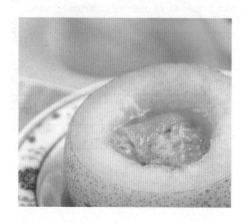

开篇

清肺润燥好呼吸
从此咳喘不求人

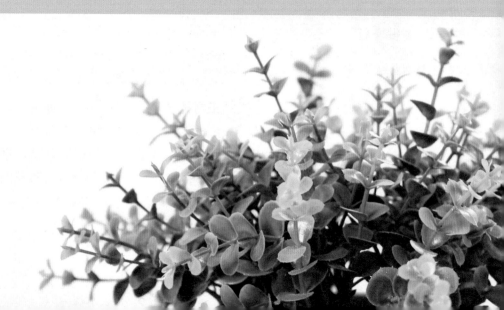

肺部清爽好呼吸

肺部清爽，才能让人呼吸畅快、不咳不喘、轻松愉悦，并能起到提高免疫力、防外邪侵入的作用，这是由肺的功能和特点决定的。

肺的主要功能

肺主气

"肺主气"指全身的气均由肺来主持、调节和管理，包括主呼吸之气和主一身之气两个方面。

肺主呼吸之气（司呼吸）：肺既是主管呼吸运动的器官，又是体内外气体交换的场所。肺从自然界吸入清气，呼出体内浊气，吐故纳新，以实现体内外气体的新陈代谢，维持人体正常的生理功能。

肺主一身之气：肺主持全身各脏腑经络之气，调节全身气机，并与人体真气的生成有关。

肺主气的功能正常，则气道通畅，呼吸均匀调和，清气吸入充足，气机容易调畅。若肺气不足或肺气不宣，不但会引起呼吸功能减弱，而且会影响人体真气的生成，从而导致呼吸无力、咳喘、气短、胸闷、体倦乏力、声音低怯、自汗、怕风、易感冒等症状。

肺主宣发与肃降

"肺主宣发"指在肺气的推动下，可使气血津液散布全身，内达脏腑经络，外至肌肉皮毛，无处不到，以滋养全身的脏腑组织。

"肺主肃降"指肺气以清肃下降为顺，以保证气和津液的输布，使之下行，维持水液的运行并下达于膀胱而使小便通利。

如果肺的宣发和肃降功能受损，就会引起肺气不宣、肺失肃降或肺气上逆等病理变化，出现咳嗽、喘促、胸闷、尿少、水肿等症。

肺主通调水道

肺有调节人体水液代谢的作用。一是通过宣发功能调节汗液的排泄；二是通过肃降功能维持人体水道的畅通，避免发生水液停聚而生痰、成饮，甚至出现小便不利、水肿的状况。

肺主皮毛

肺在体合皮，其华在毛。皮毛为一身之表，是人体抵抗外邪的屏障。肺功能好，则皮毛润泽光亮，汗孔开合正常，外邪也不易通过皮毛入侵人体。若肺气虚弱，一方面容易伤风感冒、多汗或无汗，另一方面，容易导致皮毛憔悴枯槁，各类皮肤病多发。

肺开窍于鼻

鼻是肺的门户、气体出入的通道，与肺直接相连，又称为"肺之窍"。肺部疾病也多由外邪进入口鼻所引起。

肺气调和，则鼻窍通畅，呼吸通利，嗅觉灵敏。若肺有病，则可出现鼻塞流涕、嗅觉异常，甚至鼻翼扇动、呼吸困难等症。

古籍说法

《素问·五脏生成》："诸气者，皆属于肺。"

《素问·六节藏象论》："肺者，气之本。"

《素问·经脉别论》："脉气流经，经气归于肺，肺朝百脉，输精于皮毛。毛脉合精，行气于府。府精神明，留于四脏，气归于权衡。"

《灵枢·脉度》："肺气通于鼻，肺和则鼻能知香臭矣。"

肺有哪些特点

肺为华盖，与外界直接相通

　　肺是人体的呼吸器官，居于胸腔内，处于五脏最高位，又被称为"华盖"。肺通过气管、支气管等与喉、鼻相连，与外界直接相通。因此，喉被称为"肺之门户"，鼻被称为"肺之外窍"。

肺为娇脏，不耐寒热，易被邪侵

　　由于肺与外界相通，所以，肺的功能直接受到外界环境变化的影响。自然界的寒、湿、燥、热等邪气，尤其是温燥邪气，多直接从口鼻而入，影响到肺，出现肺卫失宣、肺窍不利等病变。故肺被称为"娇脏"，是人体最易被外邪侵袭的器官。尤其对于老年人、体弱者、久病者和儿童来说，肺更为娇弱。

肺喜润恶燥

　　肺的特点是喜清润而恶温燥。秋季气候干燥，燥邪最容易伤肺，因为"肺开窍于鼻"，耗伤肺阴可导致燥咳。因此，秋季尤其要注意对肺的保养，补充足够的水分，保证肺和呼吸道湿润。

肺在志为忧（悲）

　　忧（悲）伤情绪会使气不断消耗，最易伤肺。反之，在肺气虚时，也易于产生悲忧的情绪变化，心情难以舒畅。

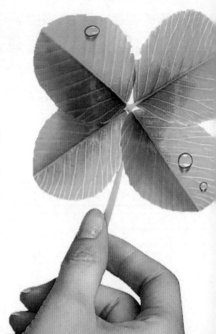

肺要远离的危险因素

　　肺是人体最为脆弱的器官，容易受到各种内外因素的影响，所以，要想保护好肺，提高自身的免疫力，就要远离以下各类伤肺的因素，让肺能自由、畅快、清爽地呼吸。

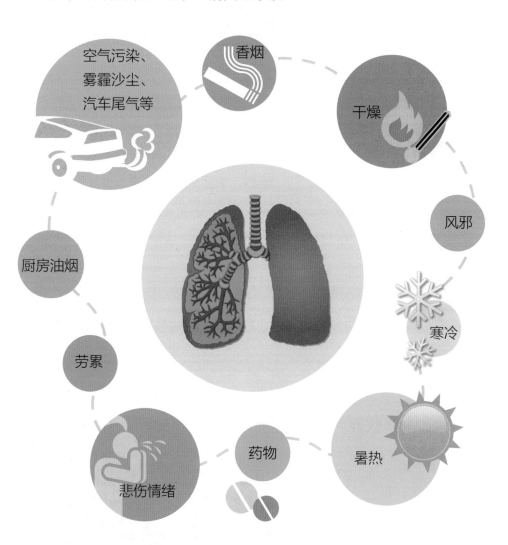

肺病的常见类型

肺气虚证

症状 面色淡白，咳喘无力，神倦少气，动则气喘，语音低怯，自汗怕冷，容易感冒，舌质淡，苔薄白。

病因 多有久病咳喘病史，一般起病缓，病程较长。

养肺原则 补益肺气。

肺阴虚证

症状 颧红，形体消瘦，口干咽燥，声音嘶哑，干咳少痰，喘咳或痰中带血，五心烦热，午后潮热，盗汗，少寐多梦，胸部隐痛，舌红少津。

病因 多由咳嗽日久，损伤肺阴，失于清肃，虚热内生引起。

养肺原则 滋养肺阴。

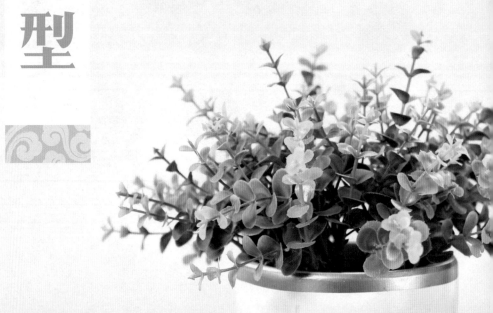

燥热犯肺证

症状 咽喉干痛，唇鼻干燥，干咳无痰或痰少，不易咳出，口渴，大便秘结，舌红，苔薄白或薄黄干燥。

病因 多因秋季久晴无雨、气候干燥之时，受到燥热病邪，内犯于肺，耗伤肺津，致肺失濡养而清肃不行发病。

养肺原则 生津润燥。

风寒束肺证

症状 恶寒发热，咳嗽，咳痰清稀色白，头痛身楚，鼻塞声重，流涕清稀，咽痒，喷嚏，无汗，口不渴，舌淡、苔薄白。

病因 多由气候急剧变化或起居不节，感受风寒之邪，肺气失宣致病。

养肺原则 解表疏风，宣肺散寒。

风热袭肺证

症状 咽喉肿痛，口渴喜饮，咳嗽痰稠，鼻塞流涕，发热，微恶风寒，气喘息粗，咳引胸痛，舌色偏红、苔黄。

病因 因气候温暖多风，起居不慎，或是正气下降，感受风热之邪侵袭肺系而致。

养肺原则 宣肺化痰，疏风清热。

痰湿阻肺证

症状 咳嗽痰多，色白黏稠，喉中痰鸣，胸脘胀闷，倦怠乏力，食少难消，大便不畅，舌质淡，苔白腻滑。

病因 常由湿邪困脾，运化失职，聚湿邪为痰，上渍于肺而引起。

养肺原则 燥湿化痰。

跟着季节养肺

春季防风邪

春天风邪盛，尤其在北方地区，常会风沙漫天，夹带大量浮尘，对肺是极大的考验。此外，春季气候多变，忽冷忽热，空气中花粉、杨花飞扬，各类致病菌非常活跃，肺弱者极易受到刺激、感染，而出现感冒、咳嗽、肺炎、支气管炎、鼻炎、咽炎、哮喘、皮肤过敏、皮肤病高发的情况，原有肺病者在此季节也容易病情加重。

保养重点

防风保暖，护住口鼻，远离过敏原，预防感冒。可用一些疏风解表的药食材料，如桑叶、菊花、薄荷等。

夏季防暑湿热邪

夏季暑湿炎热，肺易被暑邪、湿邪、热邪所伤，而出现内热烦渴或咳嗽痰多等症状。但总体上说，夏季肺病会缓解一些，也是冬病夏治的好时机，此时养好肺，来年冬季，气管炎、鼻炎、哮喘等症均可有所减轻。

保养重点

注意防暑祛湿，保障排汗畅快，小便通利，不要过度使用空调和电风扇，避免忽冷忽热。在饮食上多吃些苦味和辛辣味的食物，药材宜选择清肺热或兼润肺的桑叶、芦根、桔梗、麦冬等。

秋季防燥邪

肺与秋气相互通应。从立秋到立冬，温度逐渐下降，气候也日渐干燥，燥邪盛，因此有"秋燥"一说。秋燥最容易耗伤肺阴，发生鼻咽干燥、干咳少痰、皮肤干燥、唇裂口渴、大便秘结、毛发不荣、咽喉干痒等状况，严重时甚至会痰中带血。另一方面，温度的降低又会使人易外感风寒，或咳喘宿疾发作。

保养重点

注意补水润燥，养阴生津。在饮食上多吃些当季的蔬菜、水果，对润肺十分有益，如梨、百合、枇杷等。一些养阴的药材也适合此时多用，如燕窝、银耳、白果、山药、沙参、玉竹等。

冬季防寒邪

冬季气温很低，寒邪最盛，寒邪容易通过口鼻及皮肤犯肺，导致呼吸系统疾病。再加上冬季人体运动量减少，免疫力降低，且空气污染更严重，雾霾天较多，对呼吸道及肺脏都是不良刺激。因此，冬季常常是肺病高发、多发的季节，尤其是风寒感冒咳嗽、老年虚弱者的慢性支气管炎、慢阻肺、肺气肿、肺结核、哮喘、小儿咳喘等。

保养重点

注意全身保暖，外出戴上口罩、帽子和围巾，尽量不让口鼻和皮肤暴露在寒风中，穿马甲以护住心肺。在饮食上要温热，不吃寒凉食物，多吃润肺生津、止咳化痰的食物，如杏仁、蜂蜜、白果、核桃仁等。

这样吃能养肺

日常饮食养肺法

白色食物能养肺

在五行中，肺属金，对应颜色为白色，很多白色食物及中药材对养肺非常有益。如莲藕、牛奶、银耳、梨、甘蔗、白萝卜、荸荠、椰汁、山药、杏仁、百合、燕窝、薏苡仁、莲子、川贝母、茯苓等。

蜂蜜制膏能养肺

蜂蜜本身就是补虚润燥的良药，用它搭配其他药食材料制成蜜膏，养肺效果倍增，且徐徐含服下咽，可有效缓解咽喉及肺部的不适，在肺病食疗中相当常用。

补足水分很重要

对于阴虚肺燥、干咳者，补充水分非常重要，因此，润肺燥的食疗品多以汤水形式出现。此外，多吃富含汁水的蔬菜、水果等新鲜食物，也是补水润燥的好方法。

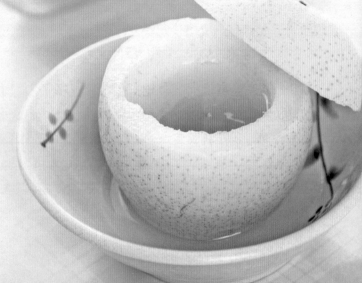

养肺食物速查

除了本书中专门介绍的中药材之外，日常食物中也有不少能润肺生津、止咳化痰的材料，常与养肺的中药材搭配食用，可增强养肺效果。

猪肺：益肺气，补肺虚
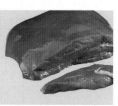

梨：清热解毒，润肺生津，止咳化痰

枇杷：润肺止咳，生津止渴
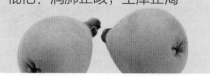

荸荠：清热，化痰，凉血

甘蔗：甘凉清热，止咳化痰
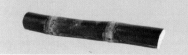

银耳：养阴润燥生津

莲藕：生津润燥，凉血止血
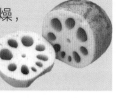

牛奶：润肺燥，养胃阴

豆腐、豆浆、豆腐皮：清热润燥，止咳消痰

白萝卜：清热解毒，下气消痰，生津止渴

冰糖：润肺止咳化痰
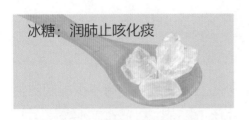

石榴：生津液、止烦渴
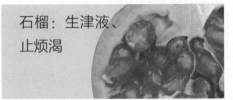

冬瓜：润肺，消热痰，止咳嗽
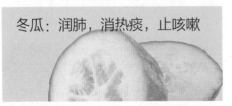

丝瓜：清热化痰
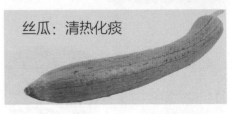

竹笋：清热除痰
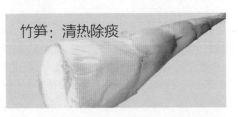

花生：补肺气，润肺燥
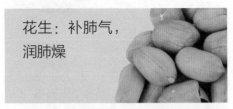

松子仁：滋阴润燥
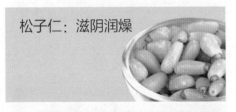

椰汁：润肺生津
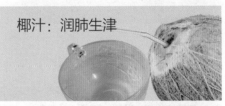

生姜：温肺止咳
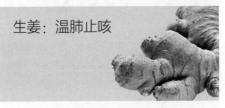

柑橘：理气化痰
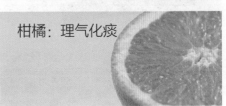

柿饼：润肺止咳，止血
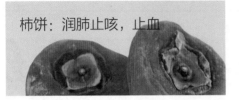

紫菜：清热化痰
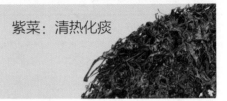

清肺祛热药

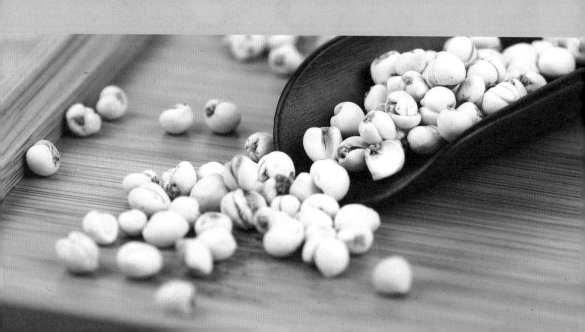

清肺祛热药

川贝母

别名 贝母、川贝。

性味 味苦、甘，性微寒。

归经 归肺、心经。

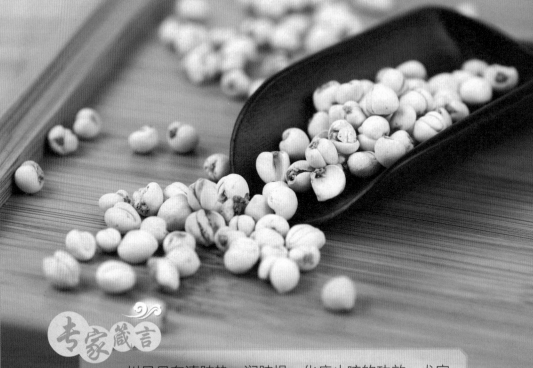

专家箴言

　　川贝母有清肺热、润肺燥、化痰止咳的功效，尤宜于内伤久咳、燥痰、热痰之证。多用于肺热燥咳、阴虚劳嗽、咯痰带血等症，是常用的清热化痰药。

古籍说法

《本草汇言》："贝母，开郁、下气、化痰之药也。润肺消痰，止咳定喘，则虚劳火结之证，贝母专司首剂。"

《本草备要》："治虚劳烦热，咳嗽上气，吐血咯血，肺痿肺郁，喉痹……"

药材选料

本品为百合科植物川贝母、暗紫贝母、甘肃贝母或梭砂贝母的干燥鳞茎，主产于四川、云南、甘肃等地。前三者按性状不同分别习称"松贝"和"青贝"，后者习称"炉贝"。其中，松贝为最优品，青贝品质亦优，炉贝次之。各品种均以质坚实、颗粒均匀整齐、色洁白、粉性足者为佳。

 松贝   青贝   炉贝

常用搭配

川贝母可单用，也常与沙参、麦冬、百合、知母等药材同用，以加强润肺化痰、止燥咳的效果。

用法用量

可泡茶、煮粥、煎汤或入膏、丸。煎服用量约10克；研末冲服，用量为1～3克。

人群宜忌

适宜人群	不宜人群
✓ 阴虚劳咳、内伤久咳、肺热、肺燥咳嗽有痰、咳痰带血者	✗ 脾胃虚寒及有寒痰、湿痰者
✓ 心胸郁结、虚热烦渴及乳痈者	

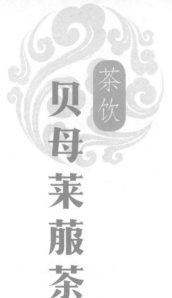

茶饮

贝母莱菔茶

材料

川贝母50克，莱菔子50克。

做法

1 将川贝母和莱菔子分别研成末，混匀后装瓶保存。
2 每次取3克药粉装茶袋，用沸水冲泡饮用。

用法

每日1剂，代茶频饮。

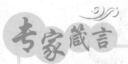

专家箴言

莱菔子（萝卜子）可降气化痰，搭配清热润肺、止咳化痰的川贝母，常用于肺热燥咳、咳喘痰多等症。

16

宜忌

✓ 适合肺燥、肺热所致的久咳痰喘、咳嗽咯血者，最宜肺炎、急慢性支气管炎患者饮用。

✓ 四季皆可，冬春最宜饮用。

✗ 阳虚、气虚、寒痰、湿痰者不宜饮用。

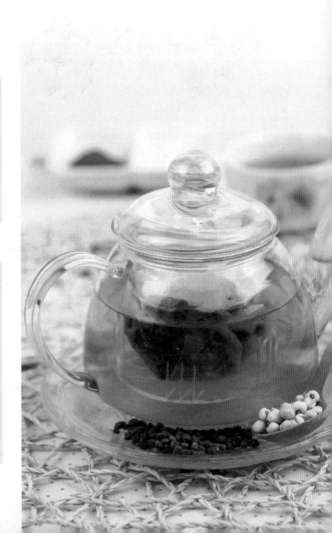

久嗽神膏

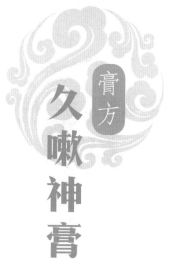

材料

白萝卜500克，生姜15克，川贝母粉30克。

调料

冰糖200克，蜂蜜100克。

做法

1 将白萝卜洗净、切块；生姜切片，一起放入锅中，加适量水煎汤，过滤取汁。

2 将冰糖、贝母粉加入汤汁，煮至浓缩，加入蜂蜜调成膏，盛瓶保存。

用法

每次服用15~30毫升，每日2次。

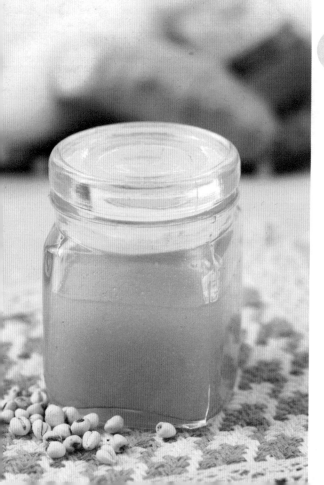

专家藏言

此方是经验方，有降气、化痰、补虚的功效，可用于咳嗽经久不愈。

宜忌

✓ 适合久咳不愈者，尤其是慢阻肺、慢性支气管炎、肺燥咳嗽、肺虚咳嗽、气逆咳嗽、咳痰不畅、咽干口燥、气喘者。

✓ 四季皆宜服用。

✗ 脾胃虚寒者不宜多服。

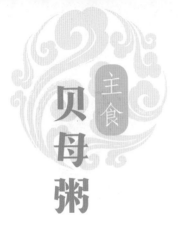

主食

贝母粥

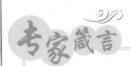

专家箴言

此粥有清肺化痰、散结除热的功效，常用于肺热燥咳、久咳不愈。

宜忌

✓ 适合肺热燥咳、肺痨咳嗽、久咳不愈、吐痰不畅、吐血及肺气肿、肺结核等患者食用。

✓ 四季皆宜，秋季食用对缓解秋季燥咳更为有益。

✗ 脾胃虚寒，有寒痰、湿痰者慎用。

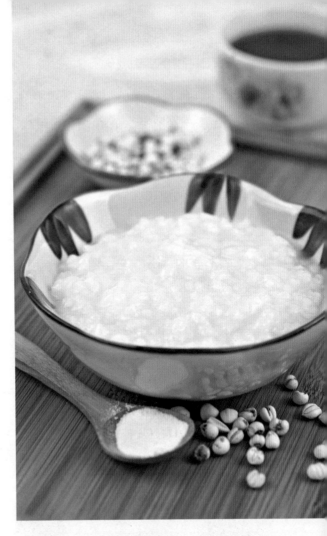

材料

川贝母3~5克，粳米100克，白糖适量。

做法

1 先将贝母研为细粉。

2 粳米淘洗干净，加水煮粥，待粥将成时，加入川贝母粉，再煮沸，调入白糖即可。

用法

每日早、晚温热食用。

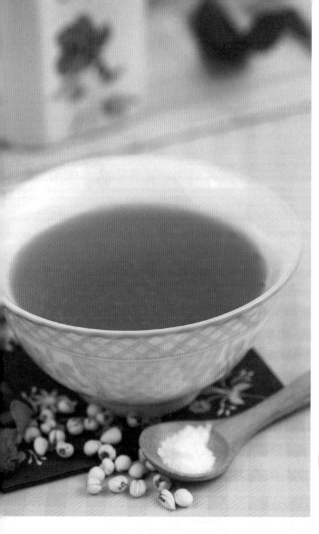

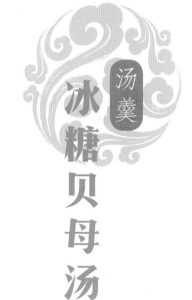

专家箴言

此汤有养阴润肺、止咳化痰、生津清热的功效，可用于肺燥阴伤引起的咳嗽。

材料

川贝母3克，玉竹10克，冰糖25克。

做法

将川贝母研成粉末，与玉竹、冰糖一起放入锅中，加适量水炖煮后，过滤掉药渣饮汤即可。

用法

每日1~2次，连服15~30天。

宜忌

✓ 适合肺燥阴虚、低热、口干口渴、干咳无痰或痰少带血、咳痰不利者，肺结核等症者最宜饮用。

✓ 四季皆可，秋季饮用最佳。

✗ 阳虚、寒痰、湿痰者不宜饮用。

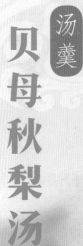

汤羹
贝母秋梨汤

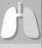
本草一味润肺燥

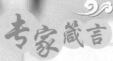
专家箴言

此汤有润燥化痰、清肺止咳的功效，对老年慢性支气管炎、慢阻肺、肺气肿、肺心病等慢性肺病的防治均有益处。

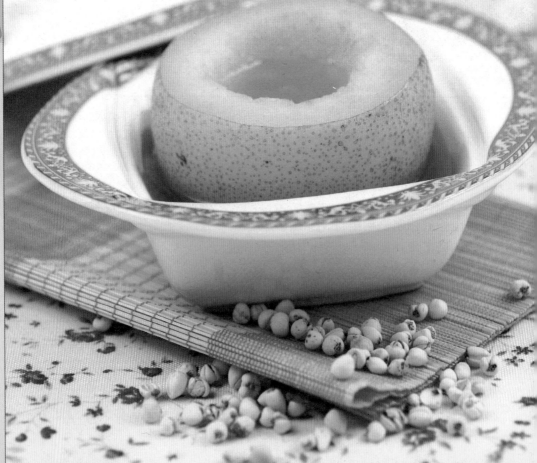

材料

川贝母粉3克，鸭梨1个。

调料

冰糖10克。

用法

吃梨喝汤，每日1次。

宜忌

✓ 适合反复咳嗽、久咳不止、肺燥咳嗽有痰或痰少黏滞、气喘者，老年慢性支气管炎、慢阻肺、肺气肿等慢性肺病患者均宜常食。

✓ 肺燥阴伤、阴虚内热、津干口燥、咽干口渴者宜多食。

✓ 四季皆可，尤其是秋燥季节及冬春季节食用更佳。

✗ 阳虚，脾胃虚寒，有寒痰、湿痰者慎用。

做法

1 将鸭梨清洗干净，从上部1/3处横刀切开。

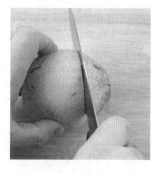

2 挖去梨核，使梨呈内空的小碗形，放入蒸碗。

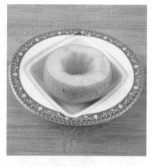

3 把川贝母粉倒入梨中。

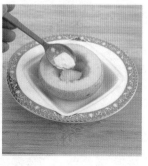

4 再把梨上部盖好，用牙签固定，碗中加入冰糖和少许水，隔水蒸约40分钟即可。

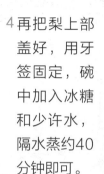
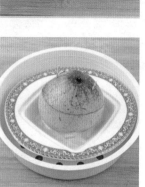

川贝雪梨猪肺汤

专家箴言

梨可润肺生津，清热化痰，是治疗热咳的天然良药，猪肺是补肺虚的佳品，二者搭配川贝母，可起到化痰散结、润肺补肺的作用，常用于慢性咳嗽、痰中带血，对热咳、虚咳均有效。

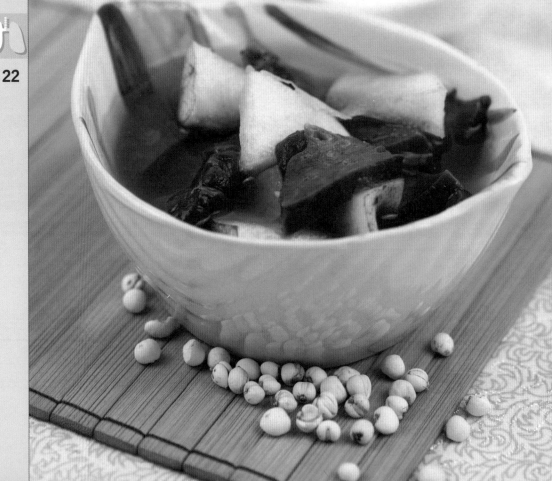

材料

川贝母粉3克，梨1个，猪肺150克。

调料

白糖适量。

用法

每日分次温热服食。

宜忌

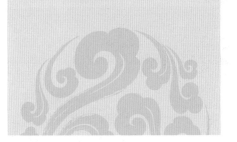

✓ 适合肺结核咳嗽、老人干咳、燥热咳嗽、口干痰黄、咽干口渴者，肺虚咳嗽者也可食用。

✓ 秋燥时最宜，冬春老肺病发作季节亦可常食。

✗ 有寒痰、湿痰者不宜多吃。

做法

1 将梨清洗干净，去核，切成大块。

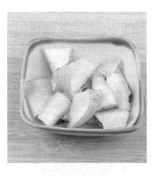

2 猪肺洗净，切成片状，焯水备用。

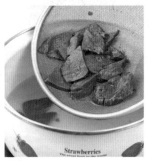

3 梨块、猪肺片一起放入锅中，加入适量水，小火熬煮1小时。

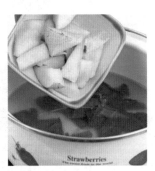

4 放入川贝粉和白糖，略煮即可。

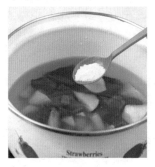

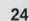
清肺祛热药

桑叶

别名 霜桑叶、铁扇子。

性味 味甘、苦，性寒。

归经 归肺、肝经。

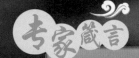

专家箴言

桑叶可疏散风热，清肺润燥，清肝明目，常用于肺热或肺燥伤肺所致的干咳痰少或痰黄黏稠，也可用于风热感冒咳嗽等。

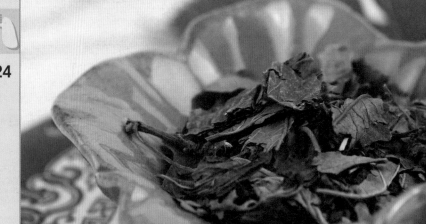

古籍说法

《本草纲目》："治劳热咳嗽，明目长发，止消渴。"

《本草从新》："滋燥，凉血，止血。"

药材选料

本品为桑科植物桑的干燥叶。初霜后采收，除去杂质，晒干。以叶片完整、大而厚、色黄绿、质脆、无杂质者为佳。习惯应用桑叶以经霜者为好，又称"霜桑叶"或"冬桑叶"。

桑叶生品长于疏散风热，清肝明目，蜜制（用蜂蜜拌炒）后清肺润燥的作用增强，所以，肺热燥咳多用蜜制桑叶。

蜜制桑叶润肺止咳效果最佳

生干桑叶多用于风热感冒的咳嗽、咽肿等

常用搭配

桑叶可单用，也常与菊花、桔梗、麦冬、枇杷叶、杏仁、沙参、贝母、甘草等同用，以加强清热润肺的效果。

用法用量

桑叶最常用来泡茶、煎汤饮用，或煮粥，也可入丸、散。煎服用量在5～9克。

人群宜忌

适宜人群	不宜人群
✓ 肺热、肺燥伤肺、咳嗽痰少、色黄而黏稠，或干咳少痰、咽痒、咯血者	✗ 桑叶性苦寒，脾胃虚寒，有寒痰、湿痰者不宜多用
✓ 风热感冒或温病初起、温热犯肺所致头痛发热、咽痒烦渴、干咳无痰者	
✓ 目赤肿痛、头晕眼花、高血压者	

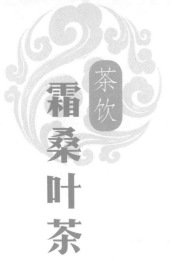

霜桑叶茶

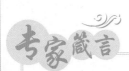

经过霜打的桑叶药用价值更高，用其泡茶可祛风平喘，止咳化痰，尤其适合风热痰喘证。

宜忌

✓ 适合风热咳嗽、肺热及肺燥咳嗽、痰喘者。

✓ 春、夏季尤宜饮用。

✗ 风寒咳嗽，有寒痰、湿痰，脾胃虚寒者均不宜多饮。

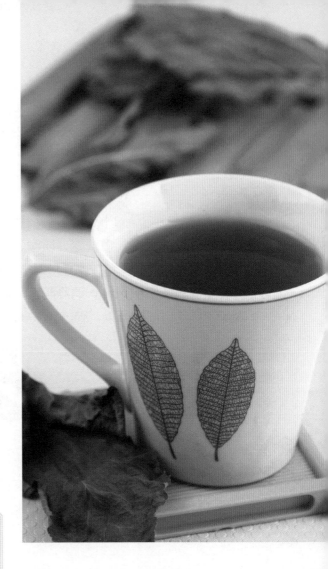

材料

经霜桑叶30克。

做法

将桑叶洗净，加水500~1000毫升，煎沸10~15分钟，过滤去渣，取汁饮用即可。

用法

每日1剂，代茶频饮。

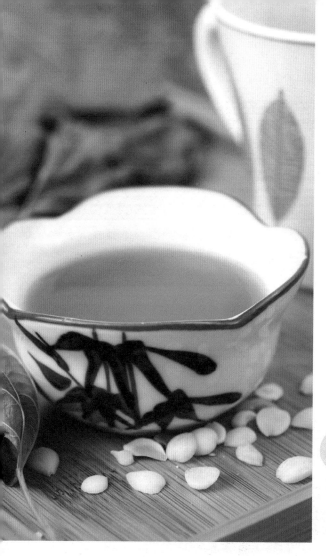

茶饮

桑杏豆豉饮

专家藏言

杏仁是化痰止咳的良药，淡豆豉是大豆的发酵制品，可宣发郁热。二者搭配桑叶，有清肺止咳、清热润燥的功效。

材料

桑叶10克，杏仁10克，淡豆豉10克。

做法

将所有材料一起加水煎煮，过滤去渣，取汁饮用即可。

用法

每日分2~3次饮用，连服3~5日。

宜忌

✓ 适合燥热咳嗽、干咳无痰或痰少黏稠、不易咯出者及鼻燥咽干者饮用。

✓ 四季饮用皆宜饮用。

✗ 有寒痰、湿痰，脾胃虚寒者不宜多饮。

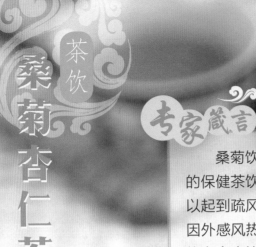

桑菊杏仁茶

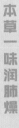

专家箴言

桑菊饮多用于风热感冒、发热咽痛的保健茶饮，搭配祛痰止咳的杏仁，可以起到疏风清热、宣肺止咳的作用，对因外感风热、肺热及肺燥咳嗽、咽痛等均有食疗效果。

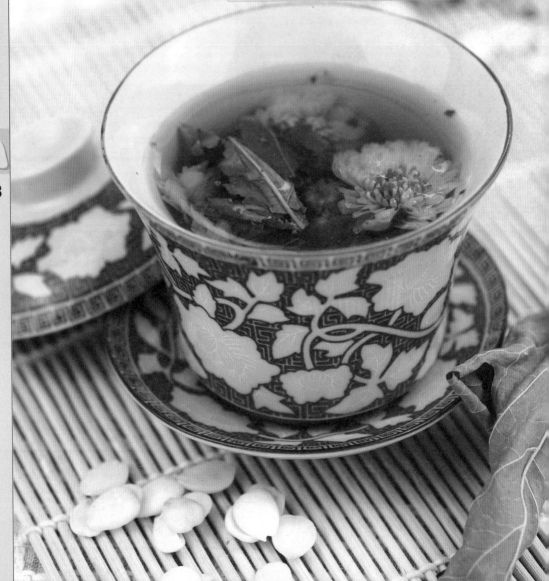

材料

桑叶、菊花各6克，杏仁10克。

调料

冰糖适量。

用法

每日1剂，代茶频饮。

宜忌

✓ 适合外感风热或肺热、肺燥
所致咳嗽、发热、头痛、咽
痛、津干口渴者。

✓ 四季皆可，秋燥时节最宜用
于保健。

✗ 此饮以清热为主，脾胃虚
寒、慢性咳嗽、虚寒咳喘及
咳痰黄稠厚者不宜饮用。

做法

1 将桑叶、菊花和捣碎的杏仁一起放入杯中。

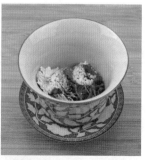

2 冲入刚煮开的沸水。

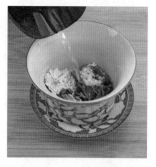

3 加盖闷泡15分钟后，再加入适量冰糖，即可饮用。

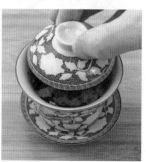

29

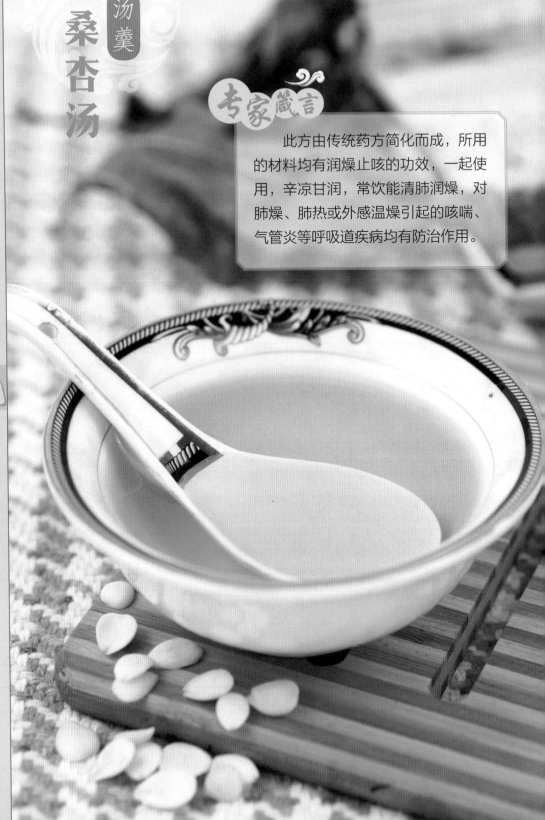

汤羹 桑杏汤

专家箴言

此方由传统药方简化而成，所用的材料均有润燥止咳的功效，一起使用，辛凉甘润，常饮能清肺润燥，对肺燥、肺热或外感温燥引起的咳喘、气管炎等呼吸道疾病均有防治作用。

材料

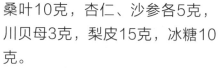

桑叶10克，杏仁、沙参各5克，川贝母3克，梨皮15克，冰糖10克。

桑叶

杏仁

沙参

川贝母

梨皮

冰糖

宜忌

✓ 适合急性支气管炎及病后余热未清、干咳无痰、鼻燥咽干等症者。

✓ 四季皆可饮用。

✗ 此汤以清热为主，性较寒凉，脾胃虚寒，有寒痰、湿痰者不宜多饮。

做法

1 将杏仁捣碎，梨皮洗净，川贝母研粉。

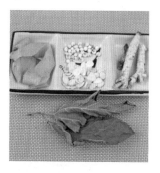

2 将桑叶、沙参、杏仁、川贝母、梨皮一起装入调料袋中，封口。

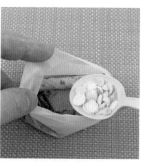

3 将调料袋和冰糖放入锅中，加适量水，小火煎煮30分钟，除去药袋，取汤汁饮用即可。

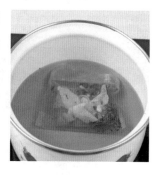

用法

每日饮数次，连服7~10日。

清肺祛热药

芦根

别名 苇根、苇子根、芦头、芦通、芦茅根。

性味 味甘，性寒。

归经 归肺、胃经。

专家箴言

芦根有清热泻火、生津止渴、除烦、止呕、利尿的功效。善清透肺热，兼能利尿，可导热毒从小便出，常用于肺热咳嗽痰稠、肺痈咳吐脓血及风热咳嗽等症。此外，芦根对肺胃实热、热病伤津、烦热口渴等也有很好的疗效。

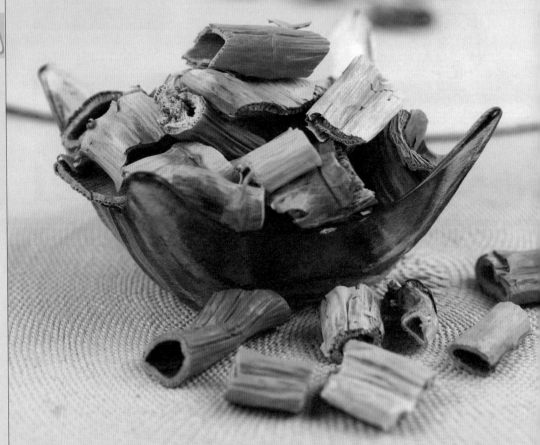

古籍说法

《神农本草经》："主消渴客热。"

《玉楸药解》："清降肺胃，消荡郁烦，生津止渴，除呕下食，治噎哕懊恼之证。"

《药性论》："能解大热，开胃，治噎哕不止。"

药材选料

本品为禾本科植物芦苇的新鲜或干燥根茎。全年均可采挖，除去芽、须根及膜状叶，鲜用或晒干用。干鲜品均以条粗壮、黄白色、有光泽、无须根、质嫩者为佳。

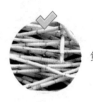 鲜芦根

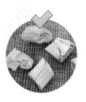 干芦根

常用搭配

芦根可单用，也常与麦冬、北沙参、枇杷叶、川贝母、知母、瓜蒌、桔梗、桑叶等同用，以加强清热润肺的效果。

用法用量

可泡茶、煎汁饮用，也可煮粥或入丸、散。煎服干品用量在15～30克，鲜品用量加倍，或捣汁用。

人群宜忌

适宜人群	不宜人群
✓ 肺热咳嗽、风热咳嗽、肺痈吐脓者	✗ 本品性寒，脾胃虚寒者慎服
✓ 热病伤津、烦热口渴、胃热呕哕者	
✓ 热淋涩痛、小便短赤者	

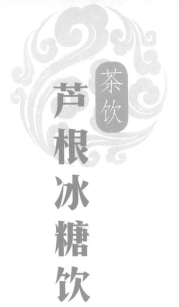

茶饮

芦根冰糖饮

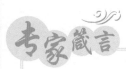

专家箴言

此饮有清火解毒、润肺生津的作用，对改善肺胃燥热有特效。用干、鲜芦根均有效。

宜忌

✔ 适合肺热咳嗽、风热咳嗽、肺痈吐脓者。

✔ 内热胃火所致口干、口臭、烦渴者。

✔ 春、夏季最宜饮用。

✘ 此饮清热作用强，脾胃虚寒者不宜饮用。

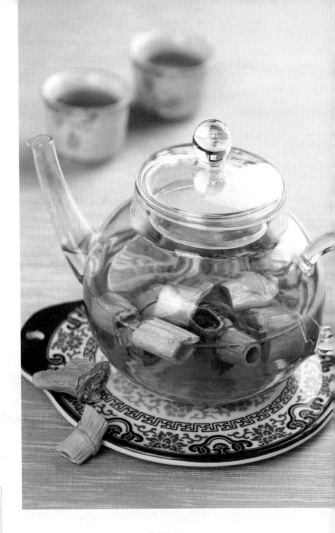

材料

干芦根15克（或鲜品30克）。

调料

冰糖适量。

做法

将芦根和冰糖放入茶壶中，冲入沸水，浸泡15分钟后即可饮用。

用法

每日1剂，代茶频饮，连服1周。

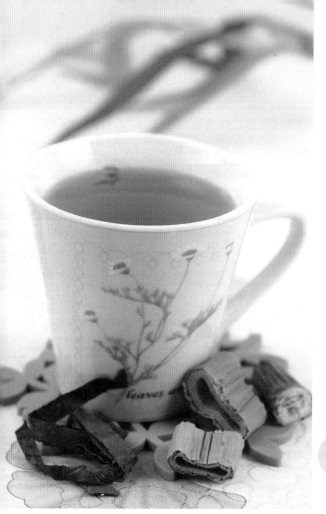

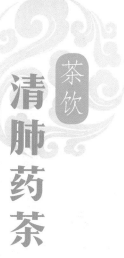

茶饮

清肺药茶

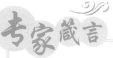

竹叶清热除烦，枇杷叶清肺止咳，二者搭配清热泻火的芦根，可以起到清肺热、止烦渴的作用。

材料

芦根、竹叶、枇杷叶各20克。

调料

白糖适量。

做法

将各材料洗净，切碎，一起放入砂锅中，加1500毫升水，煎沸10分钟，去渣取汁，调入白糖，搅匀即可。

用法

每日1剂，代茶频饮。

宜忌

✓ 适合肺热咳嗽、心烦口渴、尿黄尿少者。

✓ 此饮可作为夏季清暑热的清凉饮品。

✗ 此茶较为寒凉，脾胃虚寒、泄泻者及寒咳者不宜饮用。

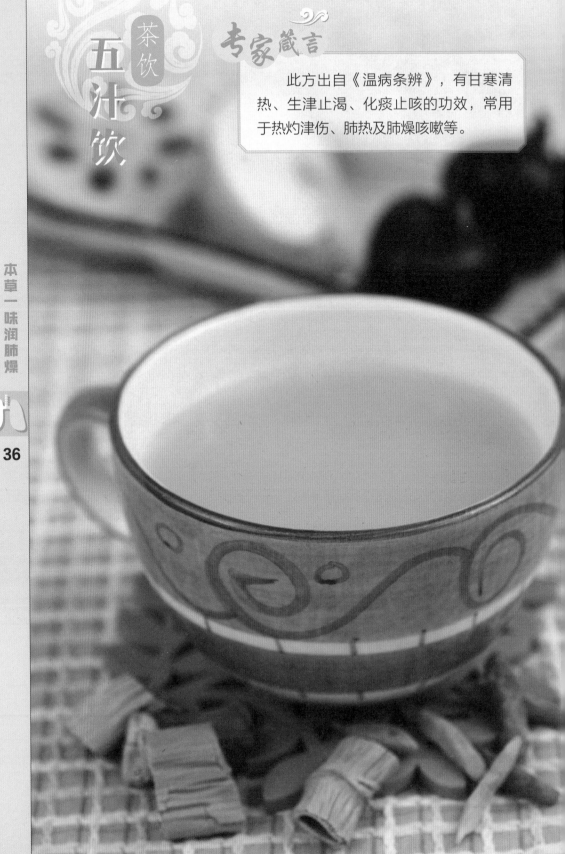

五汁饮

茶饮

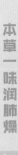

专家箴言

此方出自《温病条辨》，有甘寒清热、生津止渴、化痰止咳的功效，常用于热灼津伤、肺热及肺燥咳嗽等。

材料

芦根20克，麦冬15克，梨、荸荠、藕各100克。

用法

凉饮的清热效果最佳。如不喜凉者，也可温服，但不宜太热服用。

宜忌

✅ 适合热病伤津、肺热及肺燥咳嗽、烦渴咽干、吐白沫黏滞不爽者。

✅ 最适合夏季热盛及秋季燥盛时饮用。

❌ 此饮甘寒，脾胃虚寒、泄泻者不宜服用。

做法

1 将梨、荸荠和藕分别洗净，去皮，切成丁。

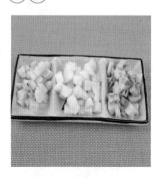

2 芦根与麦冬一起煎水，去渣、取汁150毫升。

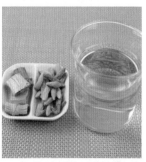

3 把梨丁、荸荠丁、藕丁一起放入打汁机中，加适量水，搅打成混合汁。

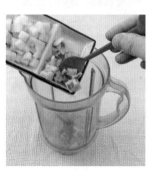

4 将混合汁倒入碗中，加入芦根和麦冬的煎汁，搅拌均匀即可饮用。

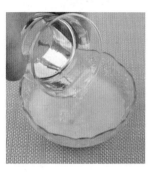

37

茶饮

薄荷芦根茶

芦根15克（或鲜品30克），薄荷3克（或鲜品10克）。

做法

将芦根和薄荷一起放入茶壶中，以沸水冲泡，盖闷15分钟后即可饮用。

用法

每日1剂，代茶频饮。

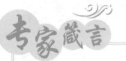

专家箴言

薄荷疏风散热，芦根甘寒清肺，二者合用，可宣发肺热，清降肺火，疏散表邪，生津利咽，止渴除烦。

宜忌

✓ 最宜外感燥热之邪所致的咽痛、干咳、口渴欲饮并伴有畏寒、无汗症状者。

✓ 夏、秋燥热时最宜饮用。

✗ 虚寒、湿重、泄泻者不宜饮用。

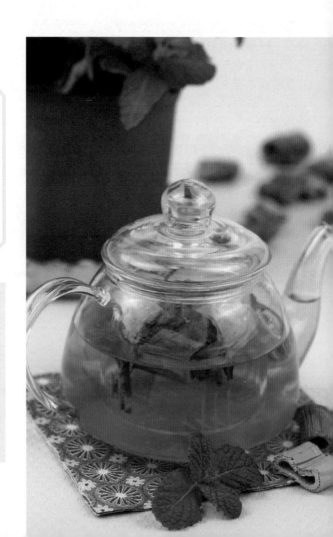

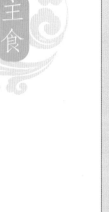

 生芦根粥 主食

材料

芦根30克（或鲜品60克），竹茹、生姜各10克，粳米100克。

做法

1 将芦根洗净，与竹茹一起放入锅中，加适量水，煎煮后去渣留汤汁。
2 将淘洗好的粳米倒入锅中，放入生姜，煮30分钟，至粥稠时去除生姜即可。

用法

每日早、晚食用。

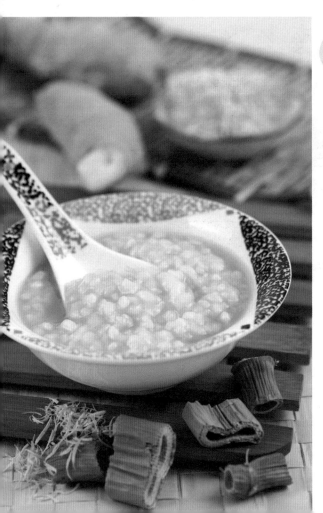

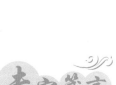 专家箴言

此方源自《食医心鉴》，有清肺热、止咳痰的功效，对痰热咳嗽有食疗效果。

宜忌

✓ 适合痰热咳嗽及痰热哮喘者，有咳嗽痰多、咳吐不爽、痰质黏厚或稠黄、喉中痰鸣等症状者最宜食用。

✓ 夏、秋季节最宜食用。

✗ 脾胃虚寒、有寒痰者不宜食用。

清肺祛热药

桔梗

别名 苦桔梗、玉桔梗、大药、道拉基。

性味 味苦、辛，性平。

归经 归肺经。

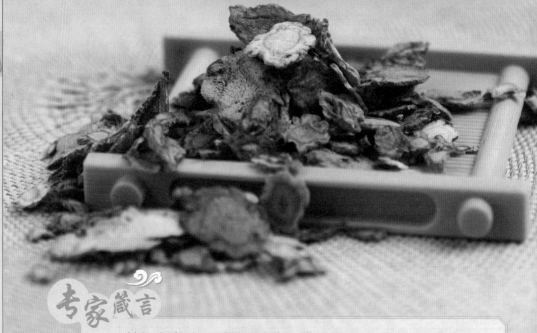

专家箴言

桔梗有宣肺、利咽、祛痰、排脓的功效。其性辛散苦泄，善开宣肺气，祛痰利气，无论寒热皆可应用。常用于咳嗽痰多、胸闷不畅、咽痛音哑、肺痈咳吐脓血等症。但应注意，桔梗用量过大易致恶心呕吐。

古籍说法

《珍珠囊补遗药性赋》："其用有四：止咽痛，兼除鼻塞；利膈气，仍治肺痈；一为诸药之舟楫；一为肺部之引经。"

《本草蒙筌》："（桔梗）开胸膈，除上气壅，清头目，散表寒邪，驱胁下刺疼，通鼻中窒塞。咽喉肿痛急觅，中恶蛊毒当求。逐肺热、住咳下痰，治肺痈排脓养血。"

药材选料

本品为桔梗科植物桔梗的干燥根。春、秋二季采挖，洗净，除去须根，趁鲜剥去外皮或不去外皮，干燥后使用。以条粗均匀、坚实、洁白、味苦者为佳，条不均匀、折断中空、色灰白者质次。鲜品、干品及切片微炒后的桔梗均可使用。

 鲜桔梗　　 干桔梗　　 炒桔梗

常用搭配

用于风寒咳嗽，桔梗常配紫苏、杏仁、生甘草；用于风热咳嗽，常配桑叶、菊花；用于肺痈吐脓，常配甘草、鱼腥草、竹茹、冬瓜仁等。

用法用量

桔梗可泡茶、煎汤、煮粥或入丸、散。煎服用量在3～10克。

人群宜忌

适宜人群	不宜人群
✓咳嗽痰多、胸闷不畅者，风寒、风热咳嗽者	✗桔梗性升散，凡阴虚久咳或咯血、气机上逆、呕吐、呛咳、眩晕者均不宜服用
✓肺痈咳嗽胸痛、脓痰壅肺、咯痰腥臭者	✗胃、十二指肠溃疡者
✓咽喉肿痛、失音、鼻塞者	

茶饮 甘桔茶

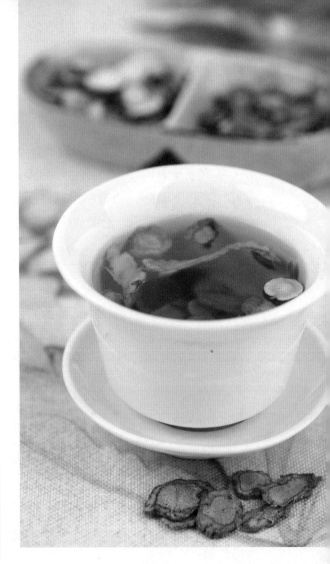

专家箴言

此方出于《伤寒论》，名桔梗汤，是排脓解毒、治肺痈的良方。

宜忌

- ✓ 适合肺痈轻症、痈脓已成、时有恶寒微热、咽干不渴、其气腥臭、胸满或隐痛、久久吐脓如米粥者。
- ✓ 咽喉肿痛、吞咽不利，或伴有寒热头痛者。
- ✓ 四季皆可饮用。
- ✗ 肺痈发热、痰液黄稠、舌苔厚腻者忌用。

材料

桔梗6~10克，甘草6~12克。

做法

将桔梗和甘草一起放入杯中，以沸水冲泡，盖闷15分钟后即可饮用。

用法

每日1剂，代茶频饮。

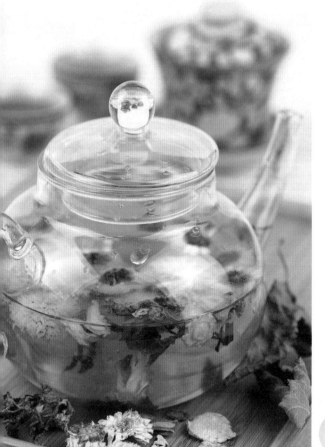

桔梗桑菊饮

专家箴言

此方是《温病条辨》的减味方，有辛凉解表、疏风清热、宣肺止咳的功效，对风热感冒咳嗽有特效。

材料

桔梗、杏仁各6克，桑叶5克，菊花3克。

做法

将所有材料放入茶壶中，以沸水冲泡，盖闷15分钟后即可饮用。

用法

每日1剂，代茶饮。

宜忌

✓ 适合风热感冒初起、咳嗽、身热不甚、口微渴者。

✓ 适合急性支气管炎、上呼吸道感染、肺炎等风热犯肺者。

✓ 四季皆可，春夏最宜。

✗ 风寒感冒咳嗽者不宜饮用。

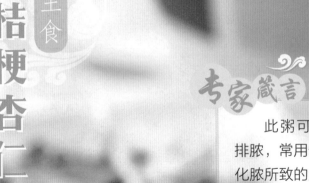

主食

桔梗杏仁粥

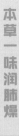

专家箴言

此粥可清热化痰，利水排脓，常用于热邪犯肺、内蕴化脓所致的肺痈。因其还有养阴、生津、润燥的功效，所以在肺痈的恢复期食用更佳。

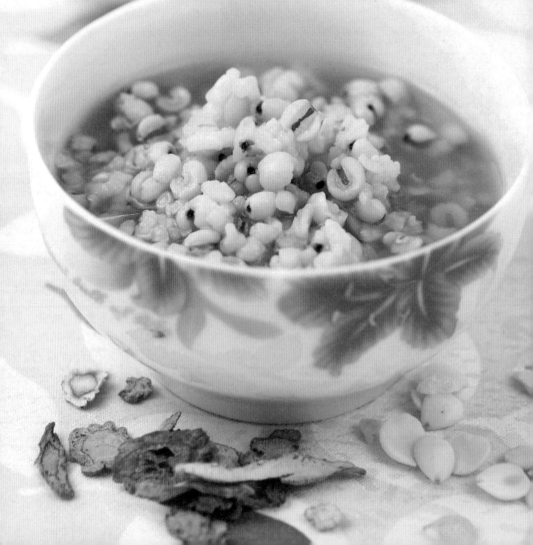

材料

桔梗20克，杏仁10克，玉竹15克，薏苡仁50克，粳米100克。

调料

冰糖适量。

用法

每日分3次，随餐温服。

宜忌

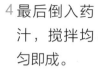 适合有发热、咳嗽胸痛、吐痰腥臭或咳吐脓血的肺痈者，尤其适合在身热减退、咳嗽减轻、脓痰日渐减少的肺痈恢复期食用。

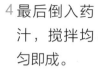 四季皆宜食用。

✖ 体质虚寒、寒咳者不宜食用。

做法

1 将桔梗、杏仁、玉竹一起放入锅中，加水煎煮，滤渣取药汁备用。

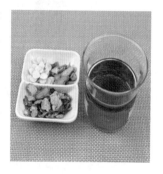

2 先将薏苡仁倒入锅中，加适量水，煮20分钟，再倒入粳米。

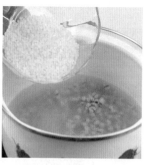

3 小火煮30分钟，至薏苡仁软烂、粥稠，加入冰糖略煮。

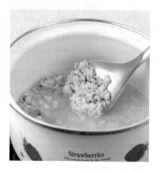

4 最后倒入药汁，搅拌均匀即成。

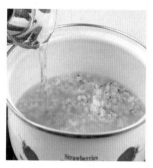

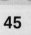

45

本草一味润肺燥

46

清肺祛热药

瓜蒌

别名 栝楼、栝楼实、瓜蒌仁、瓜蒌子。

性味 味甘、微苦，性寒。

归经 归肺、胃、大肠经。

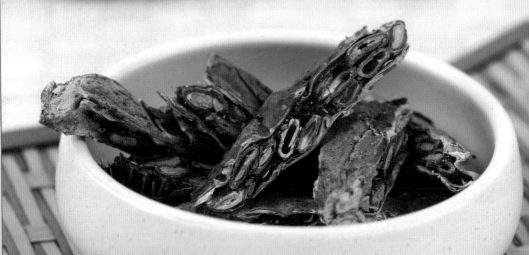

专家箴言

　　瓜蒌有清热化痰、宽胸散结、润肠通便的功效。其性甘寒质润，善清肺热，润肺燥而化热痰、燥痰，常用于痰热咳喘；又因其利气开郁，可导痰浊下行而宽胸散结，也常用于胸痹疼痛、痰热结胸等症。

古籍说法

《本草纲目》："润肺燥，降火，治咳嗽，涤痰结，利咽喉。"
《本草述》："栝楼实，阴厚而脂润，故于热燥之痰为对待的剂。若用之于寒痰、湿痰、气虚所结之痰，饮食积聚之痰，皆无益而有害者也。"

药材选料

本品为葫芦科植物栝楼或双边栝楼的干燥成熟果实。秋季果实成熟时采摘、阴干。本品入药有全瓜蒌、瓜蒌皮、瓜蒌仁之分。瓜蒌皮重在清热化痰，宽胸理气；瓜蒌仁重在润燥化痰，润肠通便；全瓜蒌则兼有瓜蒌皮和瓜蒌仁的功效。

 全瓜蒌   瓜蒌皮   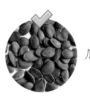 瓜蒌仁

常用搭配

瓜蒌可单用，也常与川贝母、天花粉、桔梗、半夏、芦根、鱼腥草等搭配使用，清肺止咳的效果更好。

用法用量

瓜蒌可煎汤泡饮、煮粥或入丸、散。煎服，全瓜蒌10~20克，瓜蒌皮6~12克，瓜蒌仁10～15克，用时打碎入煎。

人群宜忌

适宜人群	不宜人群
✓ 痰热阻肺、咳嗽痰黄、质稠难咯、胸膈痞满或燥热伤肺、干咳无痰者	✗ 本品甘寒而滑，脾虚便溏者及寒痰、湿痰证者忌用
✓ 痰热结胸、胸膈痞满、胸痹、结胸者	
✓ 肺痈吐脓、肠痈、肠燥便秘、乳痈肿痛者	

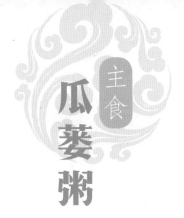

主食

瓜蒌粥

48

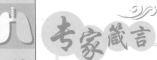
专家箴言

　　此粥有清热化痰、利气宽胸、解毒散结、润肠通便的作用，常用于肺热咳嗽、肺痈、肠痈、乳痈等证。

宜忌

✓ 适合肺热、痰热郁结所致的咳嗽痰稠、胸膈满闷、痈肿者。

✓ 四季皆宜食用。

✗ 脾虚便溏及有湿痰者不宜食用。

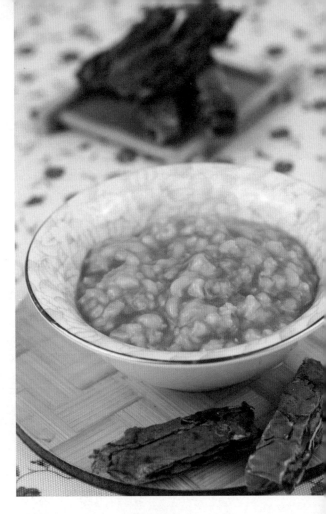

材料

蜜制瓜蒌15克，粳米100克。

调料

白糖适量。

做法

1 将蜜制瓜蒌，加适量水煎取药汤。

2 药汤入锅，加粳米煮成粥，食用时加白糖调味即可。

用法

每日1剂，连食3~5天。

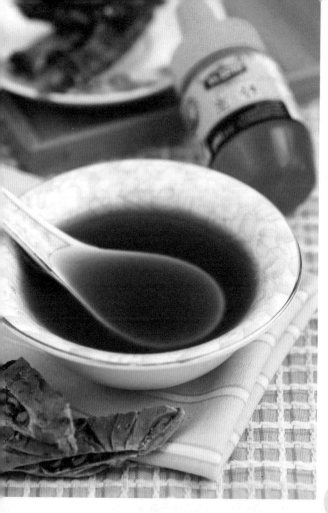

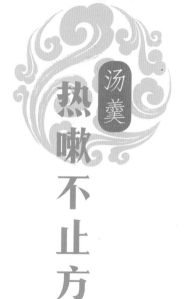

材料

蜜制瓜蒌15克，黄芩、蜂蜜各30克。

做法

1 将蜜制瓜蒌、黄芩煎取汤汁200毫升。
2 加入蜂蜜搅匀即可。

用法

每日1次。

专家箴言

此方为经验良方，有清肺润燥、化痰止咳的作用，对热嗽不止有一定的食疗效果。

宜忌

✓ 适合肺热咳嗽、痰多、久咳不止者。
✓ 四季皆宜服用。

✗ 脾胃虚寒泄泻及有湿痰者不宜服用。

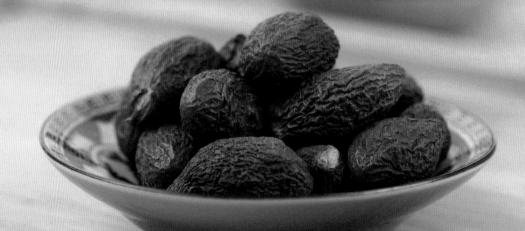

清肺祛热药

胖大海

别名 大海、大海子、大洞果、大发。

性味 味甘，性寒。

归经 归肺、大肠经。

本草一味润肺燥

专家箴言

胖大海有清肺化痰、利咽开音、润肠通便的功效。其性甘寒质轻，能清宣肺气，化痰利咽，常用于肺热声哑、咽喉疼痛、咳嗽等。

古籍说法

《本草纲目拾遗》："治火闭痘，服之立起，并治一切热证劳伤，吐衄下血，消毒去暑，时行赤眼，风火牙疼……干咳无痰，骨蒸内热，三焦火证，诸疮皆效。"

《本草正义》："善于开宣肺气，并能通泄皮毛，风邪外闭，不问为寒为热，并皆主之。亦能开音治喑，爽嗽豁痰。"

药材选料

本品为梧桐科植物胖大海的成熟种子。主产于东南亚国家及印度等地。4～6月果实成熟开裂时，采收种子，晒干。以个大、坚质、棕色、有细皱纹及光泽者为佳。

胖大海为纺锤形，泡水后膨胀速度快，可达原体积的3~5倍

常见伪品：圆粒苹婆。其种子为圆球形，泡水后膨胀速度慢，仅为原体积的2倍

常用搭配

胖大海常单味泡饮，也可配桔梗、甘草等同用，以增强清肺化痰、利咽开音的功效。

用法用量

每日2～4枚，掰碎后沸水泡服或煎服。

人群宜忌

适宜人群	不宜人群
✅ 肺热声哑、干咳无痰、咽喉干痛者	❌ 脾胃虚寒、寒咳者不宜多用
✅ 燥热便秘、头痛目赤、牙龈肿痛者	

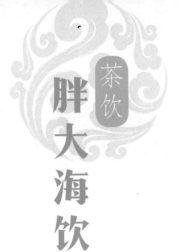

茶饮

胖大海饮

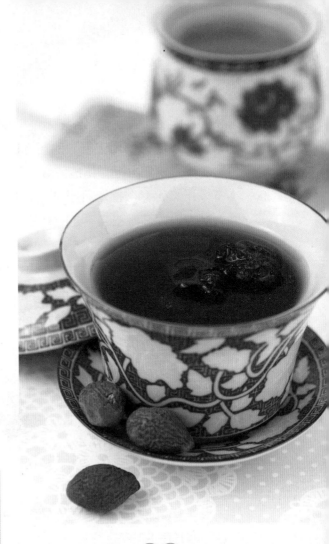

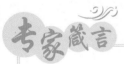

专家箴言

此饮可清肺化痰，利咽开音，常用于肺热所致的咳嗽、声哑、咽喉疼痛等，也是防治急性扁桃体炎的保健良方。

宜忌

✓ 适合肺热咳嗽、咽喉疼痛、声音嘶哑、急性扁桃体炎者饮用。

✓ 四季皆宜饮用。

✗ 脾胃虚寒、寒咳者不宜饮用。

材料

胖大海2枚。

做法

将胖大海掰开，放入杯中，冲入沸水，盖闷15分钟左右。

用法

徐徐服完，间隔4小时，再如法泡服1次。

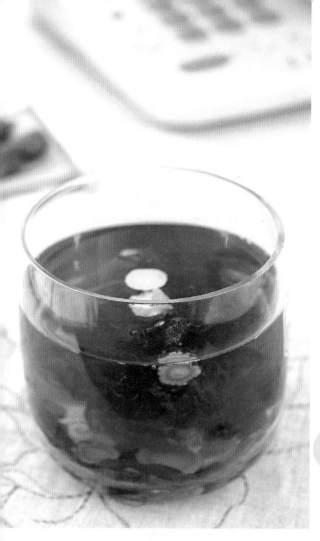

茶饮

胖大海桔梗茶

专家箴言

此茶有清热润肺、利咽解毒的作用，常用于肺热咳嗽、干咳失音、咽喉燥痛等症。

材料

胖大海2枚，桔梗8克，生甘草5克。

调料

冰糖适量。

做法

将胖大海掰碎，与桔梗、甘草、冰糖一起放入杯中，冲入沸水，盖闷15分钟后即可饮用。

用法

每日1剂，代茶频饮。

宜忌

✓ 适合因肺热所致咳嗽、音哑、咽喉痛者，用嗓子较多者常饮可保护咽喉。

✓ 雾霾天饮用有一定的清肺护肺作用。

✓ 四季皆宜饮用。

✗ 脾胃虚寒、寒咳者不宜饮用。

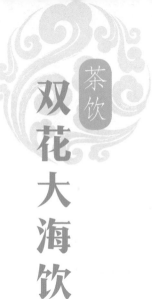

双花大海饮

茶饮

材料

胖大海2枚，菊花3克，金银花5克。

做法

将胖大海与菊花、金银花一起放入茶壶中，冲入沸水，盖闷15分钟后即可饮用。

用法

每日1剂，代茶频饮。

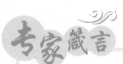

专家箴言

此饮有疏散风热、解毒清音、爽嗽豁痰的功效，可用于急性咽炎、扁桃体炎、咽痛音哑等。

宜忌

✓ 适合外感风热或肺热所致的咳嗽痰多或干咳无痰、咽喉燥痛、音哑者，日常饮用，对防治咽炎、扁桃体炎均有益处。

✓ 四季皆宜饮用。

✗ 风寒咳嗽者忌用。

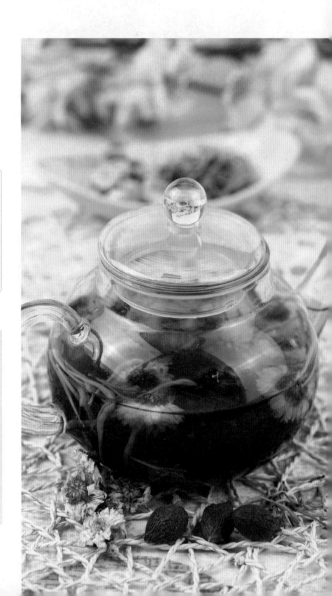

止咳平喘药

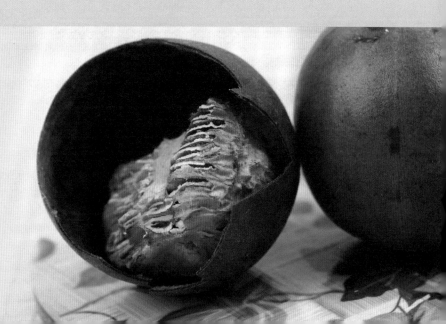

杏仁

别名 杏核仁、苦杏仁、杏子、山杏仁。

性味 味苦，性微温，有小毒。

归经 归肺、大肠经。

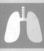

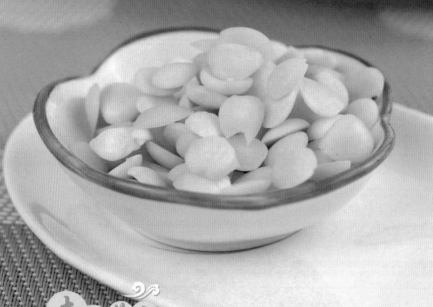

专家箴言

杏仁有止咳平喘、润肠通便的功效，是治咳喘的要药。配伍其他药物，对风寒咳喘、风热咳嗽、燥热咳嗽、肺热咳喘等均有疗效。

古籍说法

《本草纲目》："除肺热，治上焦风燥，利胸膈气逆，润大肠气秘。"

《本草备要》："泻肺解肌，能发汗，除风散寒，降气行痰，润燥消积。"

药材选料

本品为蔷薇科植物山杏、西伯利亚杏、东北杏或杏的成熟种子。夏季采收成熟果实，除去果肉及核壳，晾干，生用或炒用。

苦杏仁和甜杏仁功效类似，均可选用。甜杏仁味甘性平，药力较缓，偏于润肺止咳，多用于虚劳咳嗽；而苦杏仁味苦，性微温，偏于止咳平喘。市场常见的坚果杏仁为巴旦木（扁桃仁），虽也有一定润肺作用，但与杏仁相比，效果会差一些。

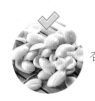
杏仁

巴旦木
（扁桃仁）

常用搭配

杏仁可单用，用于风寒咳喘时，常配甘草、麻黄；用于风热咳嗽时，常配桑叶、菊花；用于肺燥咳嗽时，常配桑叶、沙参、贝母等。

用法用量

杏仁可泡茶、煎汤、煮粥或入丸、散，也常磨成杏仁粉，用于制作面食、点心。煎服用量在3～10克，宜打碎入煎。

人群宜忌

适宜人群	不宜人群
✓ 因风寒、风热、肺燥热等引起的咳嗽、气喘者皆宜	✗ 阴虚咳喘及大便溏泄者忌用
✓ 肠燥便秘者	✗ 本品有小毒，用量不宜过大。孕妇、婴儿慎用

杏奶椰汁饮

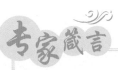

茶饮

甜杏仁15克，椰子汁、牛奶各100毫升。

做法

将甜杏仁放入打汁机中，倒入椰子汁、牛奶搅打均匀，倒入杯中即可饮用。

用法

每日可分2次饮用。

专家箴言

牛奶、椰子汁均是润肺佳品，搭配杏仁饮用，可起到润肺燥、止咳喘、生津液的作用。

宜忌

✔ 适合燥热咳嗽、干咳痰少、肺热咳喘者。
✔ 四季皆宜饮用。

✘ 脾虚腹泻、腹胀者及痰湿较重者不宜多饮。

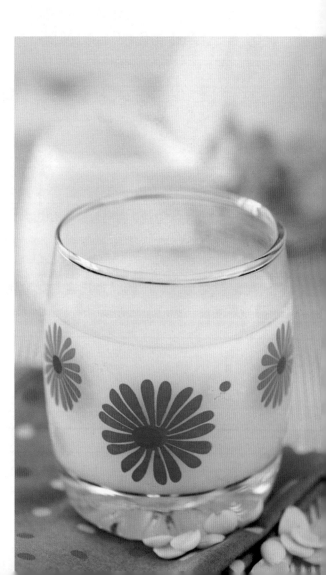

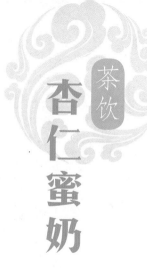

材料

杏仁粉10克，牛奶150毫升，蜂蜜20克。

做法

用温热牛奶冲泡杏仁粉，待杏仁粉完全溶化后，调入蜂蜜，拌匀饮用。

用法

每日1剂，可分2~3次饮用。

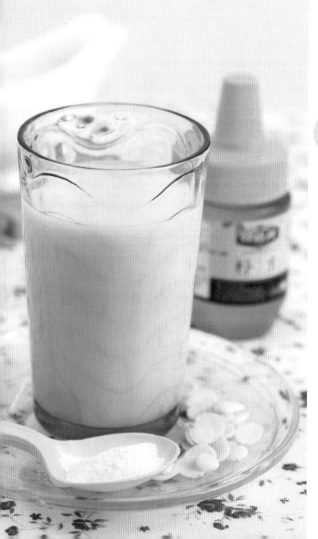

专家箴言

杏仁止咳平喘，牛奶滋阴润肺，蜂蜜补肺润燥。三者合用，可益肺气，平咳喘，养肺阴，是日常肺部保健的良方。

宜忌

✓ 适合各类肺部疾病患者的保养，老少皆宜。

✓ 秋、冬、春季最宜饮用。

✗ 大便溏泄者不宜多饮。

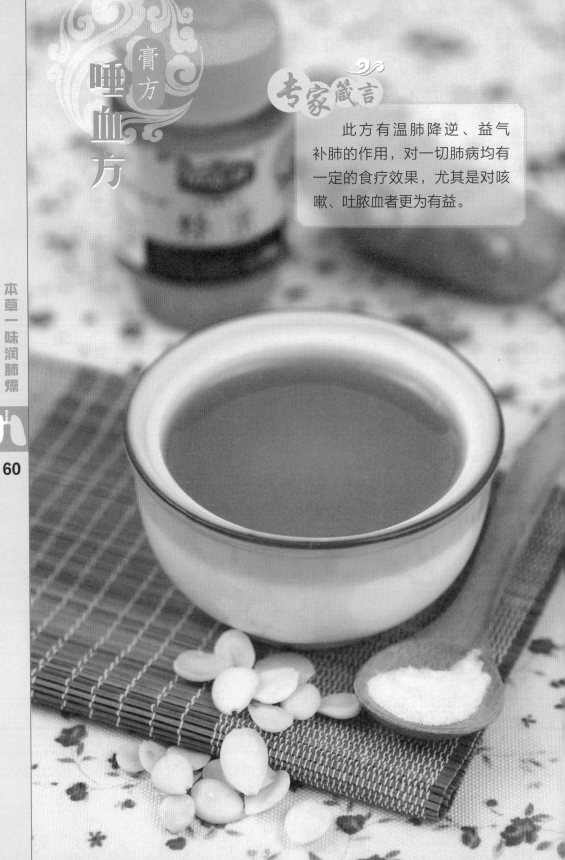

膏方

唾血方

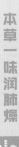
专家箴言

此方有温肺降逆、益气补肺的作用，对一切肺病均有一定的食疗效果，尤其是对咳嗽、吐脓血者更为有益。

材料

杏仁100克，生姜汁100毫升，猪板油150克。

调料

白糖、蜂蜜各适量。

用法

每日服3次，每次1小匙，以水送服。

宜忌

✓ 适合各类肺病患者，尤其对肺燥、肺痿、肺气虚、咳嗽喘促、吐脓血者更为有益，老年肺病患者宜常服。

✓ 四季皆可，冬春肺病易发季节可常备。

✗ 肠滑泄泻者不宜多服。

做法

1 将猪板油切成丁；杏仁研成粉。

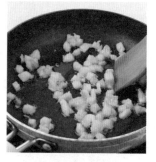

2 将猪板油放入锅中，上火煸炒至猪油析出，捞出油渣。

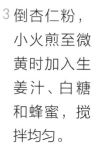

3 倒杏仁粉，小火煎至微黄时加入生姜汁、白糖和蜂蜜，搅拌均匀。

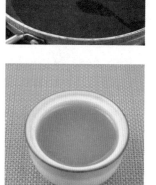

4 倒入容器，冷却成膏状后加盖封口，放入冰箱冷藏室保存。

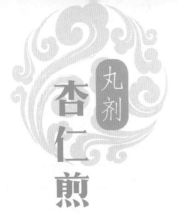

杏仁煎

丸剂

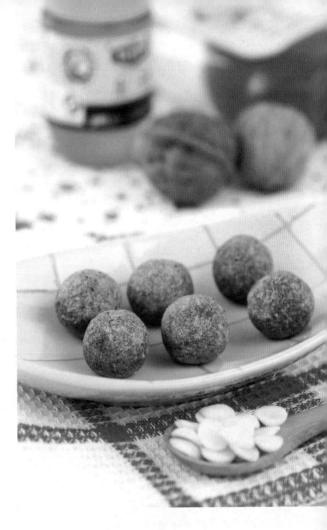

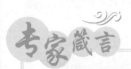

专家箴言

此方出自《重订严氏济生方》，主治久患肺喘、咳嗽不已、睡卧不宁。

宜忌

✓ 适合肺肾不足所致的虚寒喘咳、肺喘日久、咳嗽不止、老人喘急、睡卧不得者。

✓ 秋、冬季服用最佳。

✗ 阴虚火旺、痰热咳嗽及便溏者不宜服用。

材料

杏仁（去皮尖）、核桃肉各150克，蜂蜜120克。

做法

将杏仁和核桃肉一起研成膏状，加蜂蜜制成蜜丸（丸重10克）。

用法

每次服1丸，一日2次，温开水送服。

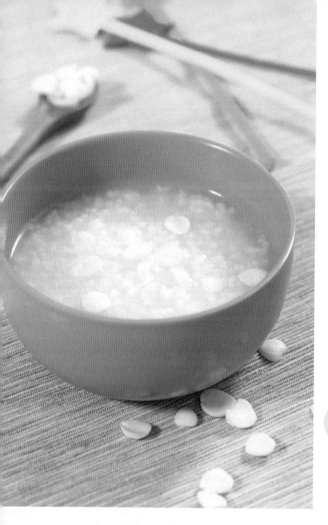

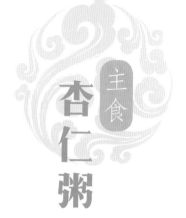

杏仁粥

主食

专家箴言

此方出自《食医心鉴》，是润肺止咳的良方，对外感咳嗽、气逆痰壅、喘促等均有缓解作用。

63

材料

苦杏仁10克，粳米50克。

调料

白糖适量。

做法

苦杏仁捣碎，煎水取汁，加入粳米，再加适量水熬粥，粥成后调入白糖即可。

用法

每日早、晚温热食用。

宜忌

✓ 适合外感风寒、风热、燥邪等引起的咳嗽、痰多、气喘者，慢性支气管炎患者最宜。

✓ 肠燥便秘者也宜食用。

✓ 四季皆可食用，秋、冬、春季更宜。

✗ 阴虚咳喘及大便溏泄者不宜食用。

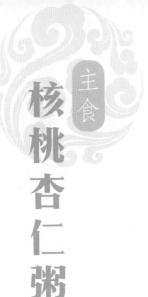

主食

核桃杏仁粥

材料

核桃仁、杏仁各15克，粳米100克。

调料

冰糖适量。

做法

1 将各材料分别洗净。
2 煮锅中加适量水烧开，放入各材料，中火煮30分钟，至粥稠时放冰糖，略煮即可。

用法

每日随餐作主食食用。

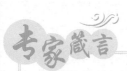

专家箴言

杏仁、核桃都是润肺止咳的良药，老年体弱、虚寒咳喘、肺燥干咳者常食此粥尤宜。

宜忌

✓ 适合虚寒久咳喘息、肺燥干咳、形体瘦弱者，老年慢性肺病患者尤宜。

✓ 秋、冬季食用最佳。

✗ 便溏、腹泻者不宜食用。

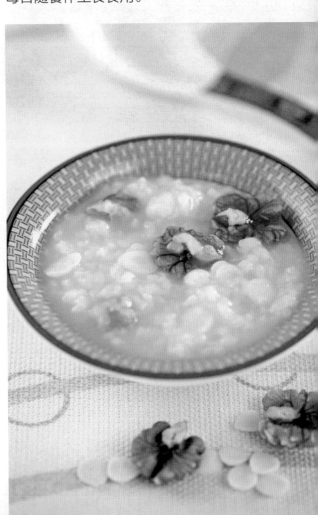

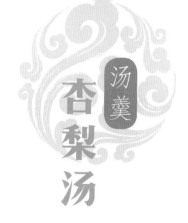

汤羹

杏梨汤

材料

苦杏仁10克，大鸭梨1个。

调料

冰糖20克。

做法

1 鸭梨洗净，不去皮，只去核，切块。
2 苦杏仁、梨块一起放入锅中，加适量水，煮30分钟，放入冰糖，续煮10分钟即成。

用法

每日1剂，可分数次饮服。

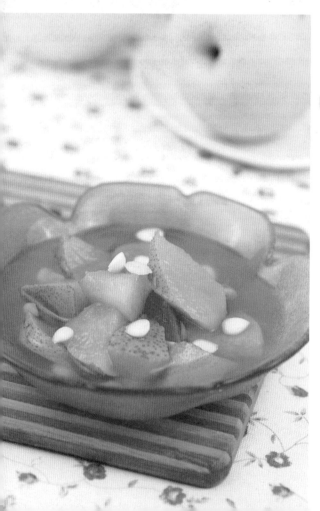

专家箴言

此汤是润肺止咳的良方，用于肺燥、肺热引起的咳嗽等，效果很好。

宜忌

✓ 适合肺燥、肺热所致的咳嗽痰少而黏、咳痰不爽、口鼻咽喉干燥、口渴者。
✓ 秋季食用最佳。

✗ 寒咳、虚咳者及脾胃虚寒、泄泻者不宜食用。

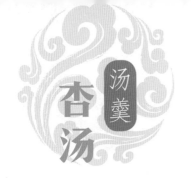

汤羹
杏汤

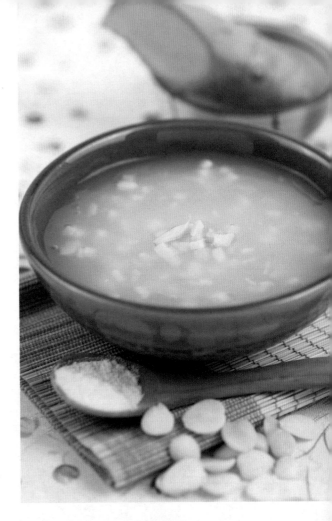

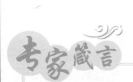

专家箴言

此方出自《易牙遗意》，有降气、化痰、健胃的功效，常用于咳嗽、胸闷等症。

宜忌

✓ 适合风寒咳嗽、胸闷、气喘、呕逆者。
✓ 冬、春季饮用最佳。

✗ 阴虚燥热者不宜食用。

材料

苦杏仁、生姜各10克。

调料

白糖适量。

做法

1 苦杏仁研磨成粉，生姜切成姜末。
2 杏仁粉、姜末加适量水，煮沸后放入白糖略煮即成。

用法

每日服2次，每次1剂，作汤饮服。

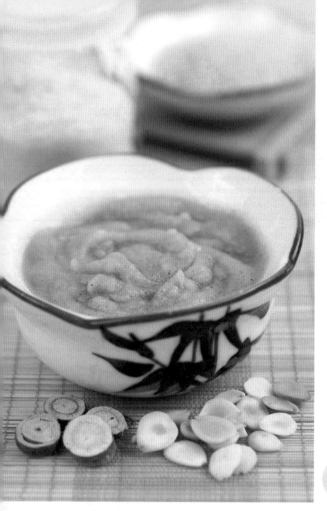

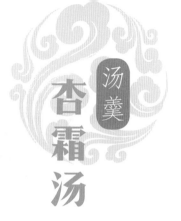

汤羹

杏霜汤

材料

粟米200克，苦杏仁、甘草各50克。

调料

盐10克。

做法

1 将粟米、甘草、苦杏仁研为细末，拌匀。
2 将粉末加盐，用文火炒制15分钟，放入瓷坛内封口保存。

用法

每日早、晚各取1大匙粉末，用开水冲调食用。

专家箴言

此方在《和剂局方》《饮膳正要》中均有记载，有调顺肺气、宽胸利膈、止咳嗽的功效。

宜忌

✓ 适合肺热、肺燥咳嗽、气喘者，胃肠积热、大便不通者也宜食用。

✓ 四季皆可食用。

✗ 脾胃虚寒、泄泻者不宜食用。

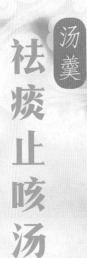

祛痰止咳汤

汤羹

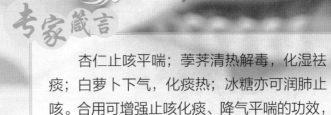

专家箴言

杏仁止咳平喘；荸荠清热解毒，化湿祛痰；白萝卜下气，化痰热；冰糖亦可润肺止咳。合用可增强止咳化痰、降气平喘的功效，是咳嗽痰多、气逆喘促者理想的保健食疗方。

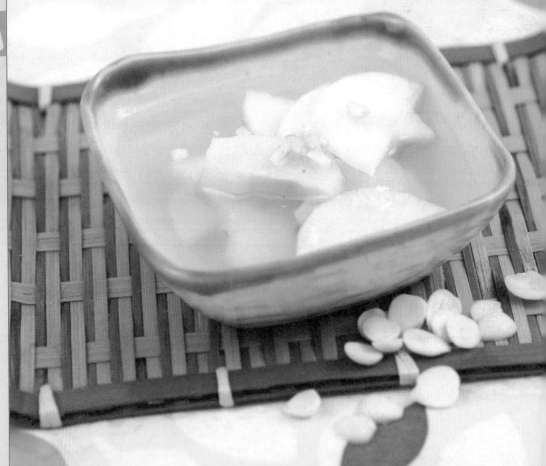

材料

苦杏仁10克，荸荠、白萝卜各100克。

调料

冰糖10克。

用法

一日分2次服完。

宜忌

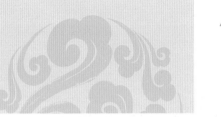

✓ 适合阴虚肺燥、痰热咳嗽、痰中带血、咽喉不爽者，对痰多者最为有效，干咳者也有疗效。

✓ 四季皆宜服食。

✗ 此方以缓解热咳、燥咳为主，气虚、寒咳、脾胃虚寒、泄泻者不宜多服。

做法

1 将苦杏仁捣成碎末。

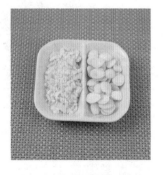

2 荸荠、白萝卜分别去皮，洗净，切成片。

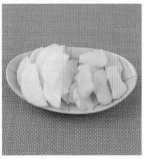

3 先将白萝卜和杏仁放入锅中，加适量水，小火煮10分钟。

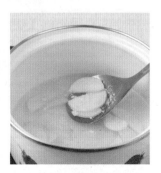

4 再放入荸荠和冰糖，续煮5分钟即成。

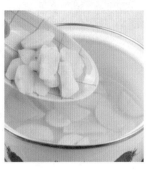

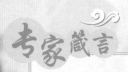

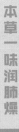

汤羹

猪肺萝卜杏仁汤

专家箴言

此汤可补肺虚，润肺燥，清肺热，止咳嗽。热性咳嗽、日久不愈者常食尤宜。

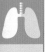

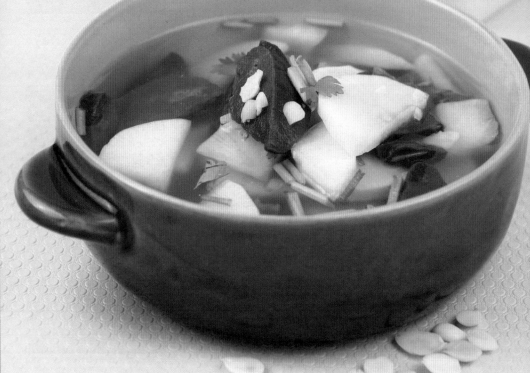

材料

白萝卜500克，杏仁15克，猪肺250克。

调料

盐适量，香菜段少许。

用法

随餐食用，吃肺喝汤，每周2~3次，连服4周。

宜忌

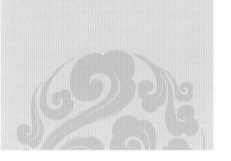

✓ 适合肺虚而有燥热、久咳不愈者，尤其是肺热明显的慢性支气管炎患者宜食用。

✓ 四季皆可，秋、冬、春季肺病易发季节更宜食用。

✗ 寒性咳喘者不宜食用。

做法

1 将杏仁捣成碎末。

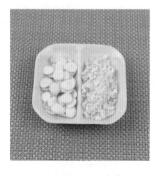

2 将猪肺清洗干净，切成片，用沸水焯烫一下，捞出。

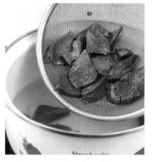

3 萝卜洗净，切片后和猪肺、杏仁一起放入锅中，加适量水煮熟。

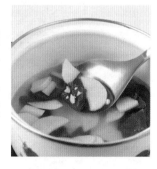

4 煮好的汤加入盐调味后盛入汤碗，撒上香菜段即可。

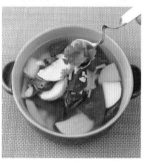

杏仁蒸银耳

专家箴言

银耳是滋阴、润燥、补肺的佳品，对肺虚劳咳、阴虚肺燥有很好的疗效，搭配止咳的杏仁、益气的龙眼肉、生津的荸荠，可增强益肺气、止咳喘、养肺阴、润肺燥的功效，是肺病患者理想的补益良方。

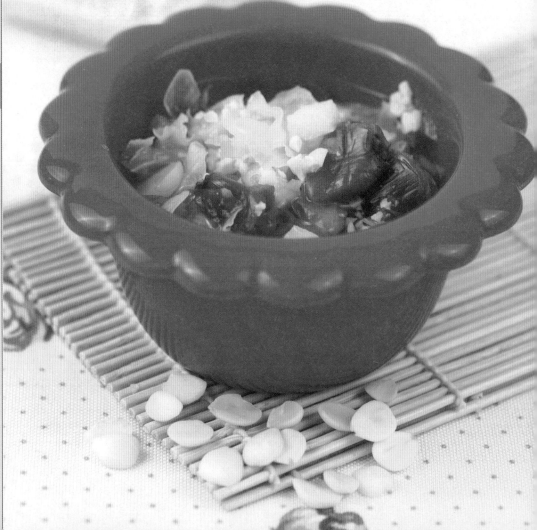

材料

水发银耳100克，杏仁15克，龙眼肉10克，荸荠50克。

调料

冰糖20克。

用法

随餐食用，或作甜品加餐食用。

宜忌

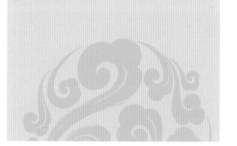

✓ 适合肺燥干咳、痰中带血、肺虚劳咳、津干口渴者，最宜老年慢性支气管炎患者常食。

✓ 最适合秋、冬季节食用。

✗ 体内湿气重、便溏、泄泻者不宜多吃。

做法

1 将杏仁捣成碎末。

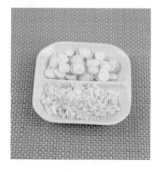

2 水发银耳撕成小朵；荸荠去皮，洗净，切丁；龙眼肉泡软。

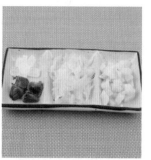

3 将处理好的材料都放入蒸碗中，冰糖用热水融化后也倒入蒸碗。

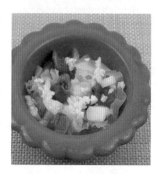

4 将蒸碗码入笼屉，上蒸锅，大火蒸2小时，至食材软烂、汤浓即成。

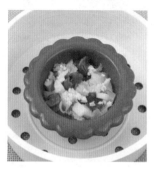

菜肴

杏仁豆腐

专家箴言

　　琼脂是藻类提取物，常作为制作食品的增稠剂，有清肺化痰的作用；牛奶可滋阴润燥。二者与杏仁搭配，可起到止咳平喘、清热化痰、润燥养肺的作用。

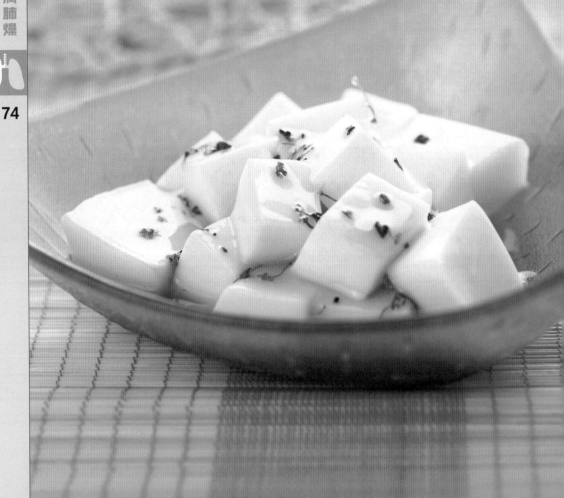

材料

杏仁粉30~50克，牛奶500毫升，琼脂15克。

调料

白糖30克，糖桂花少许。

用法

每日随餐食用，或作零食甜点。

宜忌

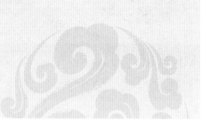

✓ 适合各类肺部疾病患者，尤其对肺燥、肺气虚、咳嗽喘促、痰多者有益，老年肺病患者也宜常服。

✓ 四季皆可，冬、春肺病易发季节可常食。

✗ 腹胀或便溏、腹泻者不宜多服。

做法

1 将杏仁粉和白糖倒入奶锅，加牛奶搅匀，上火煮沸。

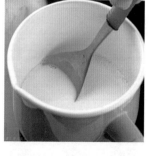

2 把提前泡软的琼脂倒入奶中，煮至琼脂融化。

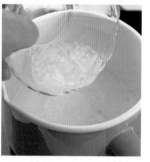

3 把煮好的杏仁奶液倒入容器中，静置晾温，放入冰箱至凝结成冻状。

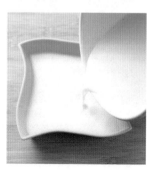

4 制成的杏仁豆腐切成丁后装盘，淋上糖桂花即可食用。

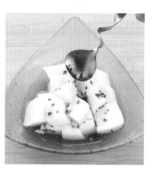

止咳平喘药

紫苏子

别名 苏子、黑苏子、赤苏、白苏、香苏。

性味 味辛，性温。

归经 归肺、大肠经。

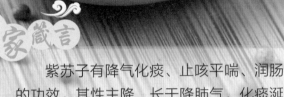

专家藏言

紫苏子有降气化痰、止咳平喘、润肠通便的功效。其性主降，长于降肺气，化痰涎，气降痰消则咳喘自平，常用于治疗咳喘痰多。

古籍说法

《名医别录》："主下气，除寒温中。"

《本经逢原》："为虚劳咳嗽之专药。性能下气，故胸膈不利者宜之，与橘红同为除喘定嗽、消痰顺气之良剂。但性主疏泄，气虚久嗽，阴虚喘逆，脾虚便滑者皆不可用。"

药材选料

本品为唇形科植物紫苏的成熟果实。秋季果实成熟时采收，晒干，生用或微炒皆宜。炒后的紫苏子辛散之性缓和，温肺降气作用较佳，且易于粉碎和提高煎出效果，是更好的选择。

 生紫苏子

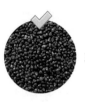 炒紫苏子

常用搭配

紫苏子可单用，也常搭配白芥子、莱菔子、杏仁等药材，可增强治疗咳喘痰多等症的效果。

用法用量

紫苏子可泡茶、煎汤、煮粥或入丸、散。煎服用量在5～10克，用时捣碎为佳。

人群宜忌

适宜人群	不宜人群
✓ 痰壅气逆、咳嗽气喘、痰多胸痞，甚则不能平卧者	✗ 阴虚喘咳及脾虚便溏者慎用
✓ 肠燥便秘者	

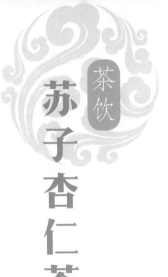

茶饮

苏子杏仁茶

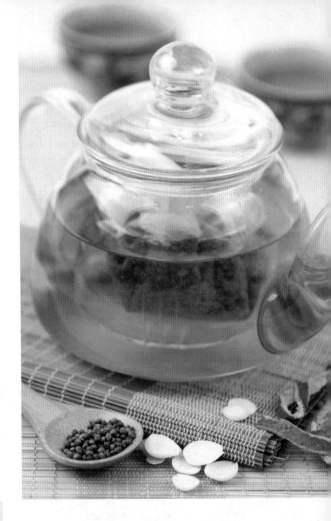

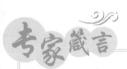

专家箴言

此茶有润肺止咳、化痰下气的功效，尤其对痰多咳嗽及气喘者更为有效。

宜忌

✓ 适合慢性咳嗽、痰多黏稠、咳吐不利、胸闷气喘者饮用。

✓ 冬、春季饮用尤佳。

✗ 脾虚便溏、腹泻者不宜饮用。

材料

紫苏子、杏仁各6克，橘皮4克，蜂蜜15克。

做法

1 将紫苏子和杏仁分别捣成细末；橘皮切碎，一起放入茶包中。

2 将茶包放入茶壶中，用沸水冲泡，盖闷15分钟后即可饮用。饮用前调入蜂蜜。

用法

每日1剂，代茶频饮。

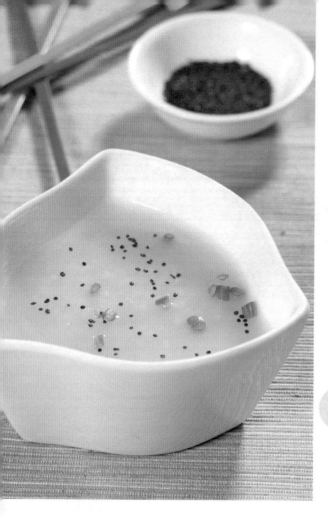

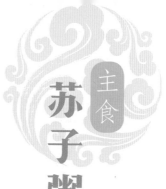

苏子粥

主食

专家箴言

此粥在《圣济总录》《本草纲目》中均有记载，有降气定喘、化痰止咳的功效，尤其对痰浊阻肺的实喘有效。

材料

紫苏子10克，粳米100克，香葱末少许。

做法

1 将紫苏子捣碎；粳米淘洗干净。
2 紫苏子、粳米放入砂锅，加适量水，煮30分钟，至粥成，盛入碗中，撒上香葱末即可。

用法

每日早、晚温热食用。

宜忌

✓ 适合痰浊阻肺的实喘，症见咳嗽痰多而黏腻、气喘而胸中闷满、恶心、痰吐不利者。

✓ 老年慢性支气管炎患者也宜常食。

✓ 四季皆宜食用。

✗ 气虚久咳、阴虚喘咳、脾虚便溏者不宜食用。

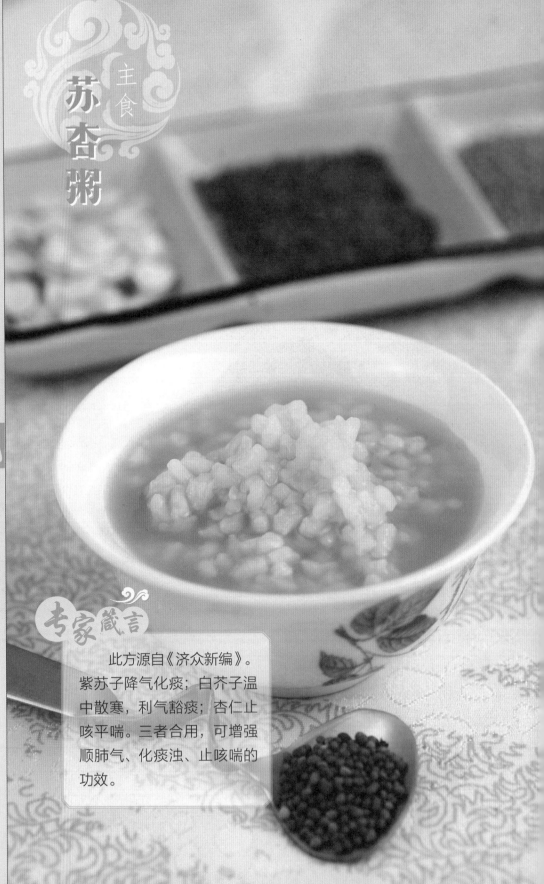

苏杏粥

专家箴言

此方源自《济众新编》。紫苏子降气化痰；白芥子温中散寒，利气豁痰；杏仁止咳平喘。三者合用，可增强顺肺气、化痰浊、止咳喘的功效。

材料

紫苏子15克，白芥子10克，杏仁10克，粳米50克。

调料

蜂蜜20毫升。

用法

每日早、晚温热食用。

宜忌

✓ 适合痰浊咳喘、咳嗽痰多而黏腻、胸中闷满、恶心者食用。

✓ 老年慢性支气管炎患者宜食用。

✓ 最适合秋、冬、春季食用。

✗ 阴虚燥咳、咳嗽痰少者不宜食用。

做法

1 将紫苏子、白芥子、杏仁研磨成细粉，混合在一起。

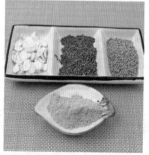

2 把药粉盛入药袋中，封好口。

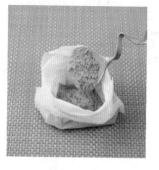

3 把药袋置于锅中，加适量水煎汁，去除药袋，留取药汁。

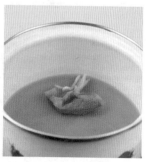

4 淘洗好的粳米放入药汁中，再加适量水煮至粥成。食用前调入蜂蜜拌匀即可。

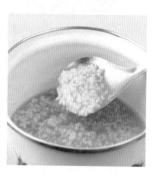

止咳平喘药 · 紫苏子

81

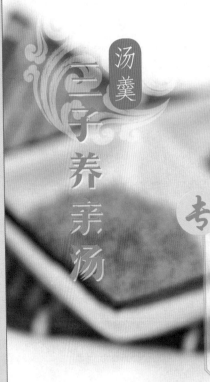

汤羹

三子养亲汤

专家箴言

此方出自《韩氏医通》。紫苏子降气消痰，止咳平喘；白芥子辛散利气，温肺祛痰；莱菔子也是降气消痰的良药。三者（三子）合用，对痰喘有很好的疗效，尤其是老人常见的慢性痰喘。

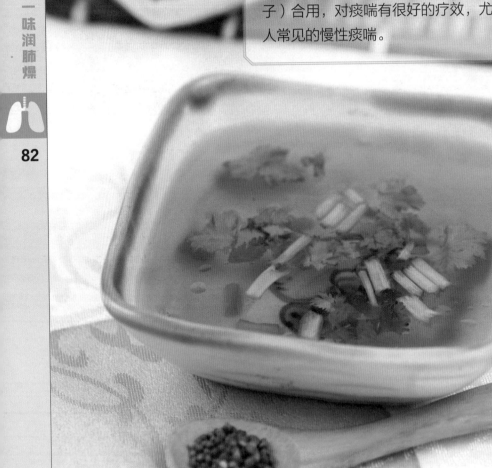

材料

紫苏子、白芥子、莱菔子各9克。

白芥子

白芥子味辛、性温，入肺、胃经。可利气豁痰，温中散寒，通络止痛，常用于痰饮咳喘、胸胁胀满疼痛等。

莱菔子

也叫萝卜子，味辛、甘、性平，入肺、脾、胃经。可降气化痰，消食除胀，常用于痰壅喘咳、脘腹痞胀、饮食停滞等。

调料

盐适量，香菜段、香油各少许。

用法

每日1剂，常服有效。

做法

1 将紫苏子、白芥子、莱菔子洗净，盛入药袋中。

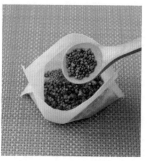

2 把药袋置于锅中，加适量水，煮作汤饮。

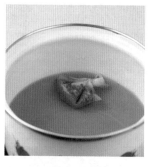

3 除去药袋，汤汁倒入碗中，加入盐和香油调味，撒上香菜段即可。

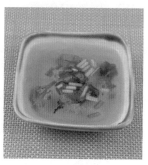

宜忌

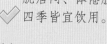

✓ 适合咳嗽频作、咳声重浊、痰多色白、痰质黏稠、胸脘痞闷、体倦肢重、呕恶食少、舌苔白腻者常食。

✓ 四季皆宜饮用。

✗ 阴虚燥咳、咳嗽痰少者不宜饮用。

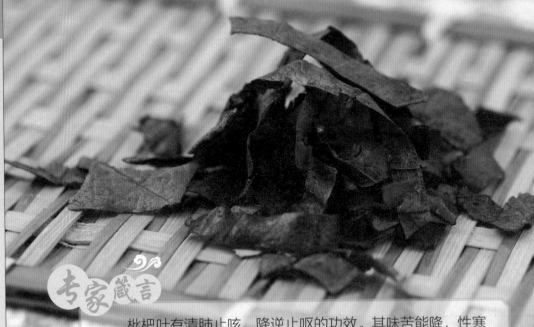

止咳平喘药

枇杷叶

别名 卢橘、巴叶。

性味 味苦，性微寒。

归经 归肺、胃经。

专家箴言

枇杷叶有清肺止咳、降逆止呕的功效。其味苦能降，性寒能清，所以能清降肺气，止咳平喘，常用于肺热咳嗽、气逆喘急等症。此外，还能清胃热，对胃热呕吐也有疗效。

古籍说法

《滇南本草》："入肺，止咳嗽，止喘促，消痰。久咳，喉中如曳锯之声。肺有顽痰，结在肺中，痰丝随风气升降，故有吼喘之声。枇杷叶入肺，能斩断顽痰丝，消散吼喘止气促。"

药材选料

本品为蔷薇科植物枇杷的干燥叶。全年均可采收，晒干，刷去毛，切丝生用或蜜炙用。一般止咳宜炙用，止呕宜生用，所以，在调理咳喘时，以蜜炙枇杷叶为首选，以叶大、不破碎者为佳。

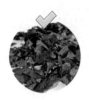 蜜炙枇杷叶

 生枇杷叶

常用搭配

可单用制膏服食，或与川贝母、桔梗、桑白皮、栀子、桑叶、麦冬等同用，清肺止咳效果更好。

用法用量

枇杷叶以制蜜膏、泡茶、煎汤、煮粥较为常用。煎服用量在5～10克。

人群宜忌

适宜人群	不宜人群
✓ 肺热咳嗽、燥热咳喘、咳痰不爽、气逆喘急、口干舌红者	✗ 胃寒呕吐及肺感风寒咳嗽者
✓ 胃热呕吐、哕逆、烦热口渴、妊娠恶阻者	

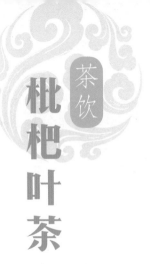

茶饮

枇杷叶茶

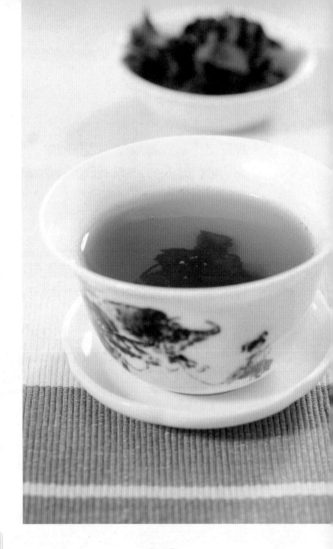

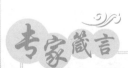

专家箴言

此茶有清肺降气、止咳化痰的功效，对缓解肺热痰多咳嗽尤其见效。

宜忌

✓ 适合肺热咳嗽、痰多、气喘、咽燥不适、声音嘶哑者常饮。

✓ 春、夏季饮用最佳。

✗ 风寒咳嗽者不宜饮用。

材料

枇杷叶6克，冰糖3克。

做法

将枇杷叶放入杯中，用沸水冲泡，盖闷15分钟，饮用前加冰糖调味即可，可多次冲泡。

用法

每日1剂，代茶频饮。

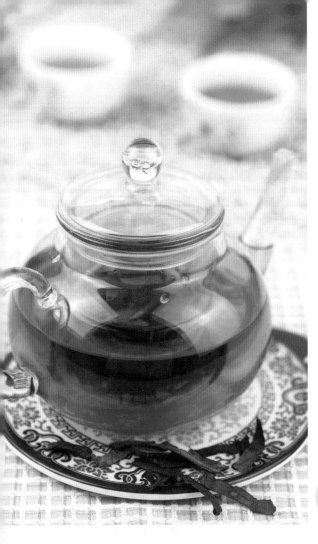

茶饮

枇杷竹叶茶

☯ 专家箴言

淡竹叶有消痰、止渴的作用，搭配枇杷叶，可清肺降火，止咳化痰，常用于肺热咳喘。

材料

枇杷叶6克，淡竹叶3克，冰糖10克。

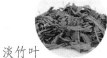

淡竹叶

做法

将枇杷叶、淡竹叶和冰糖一起放入茶壶中，用沸水冲泡，盖闷15分钟即可饮用。

用法

每日1剂，代茶频饮。

宜忌

✓ 适合肺热咳嗽、痰多、气喘、咽干、音哑、烦热口渴、吐血者。

✓ 春、夏季饮用最佳。

✗ 风寒咳嗽者不宜饮用。

川贝枇杷茶

专家箴言

枇杷叶、杏仁镇咳，桔梗、川贝母化痰，薄荷宣散风热。几种药材合用，有清热宣肺、止咳祛痰的功效，常用于风热咳嗽、痰多或燥咳等。

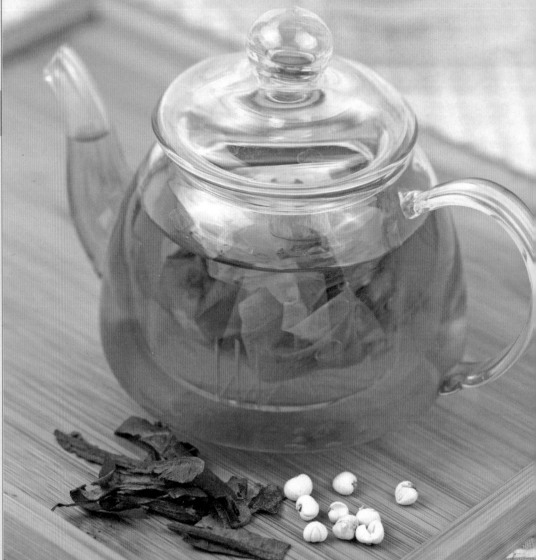

材料

枇杷叶、杏仁各6克，川贝母、桔梗、薄荷各3克。

调料

白糖适量。

用法

每日1剂，代茶频饮。

宜忌

✓ 适合风热咳嗽、痰热内阻者，症见咳嗽、咯痰不爽、痰黏稠或稠黄，常伴有鼻流黄涕、口渴、咽喉肿痛、头痛、恶风、身热等症状。

✓ 肺虚久咳者也宜饮用。

✓ 春、夏季最宜饮用。

✗ 风寒咳嗽者不宜饮用。

做法

1 将川贝母研成粉；杏仁捣碎成末；枇杷叶、桔梗、薄荷分别洗净。

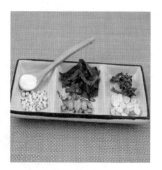

2 将以上材料装入茶包中。

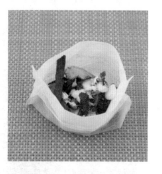

3 把茶包置于茶壶中，用沸水冲泡。

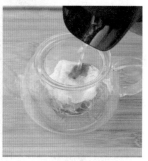

4 盖闷15分钟，倒出饮用前，调入白糖即可。

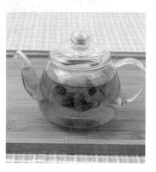

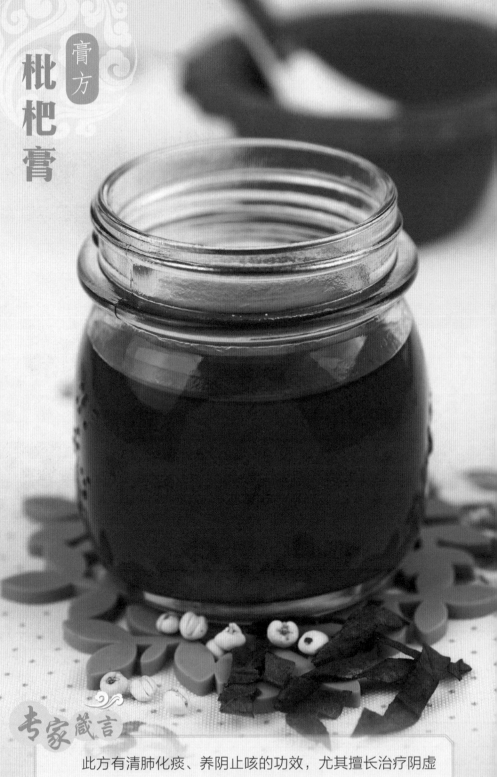

枇杷膏

膏方

专家箴言

此方有清肺化痰、养阴止咳的功效，尤其擅长治疗阴虚肺燥所致的咳嗽、咽干以及风热感冒咳嗽等。

枇杷叶300克，川贝母30克，麦芽糖100克。

蜂蜜50克。

用法

每次取适量枇杷膏，含服，徐徐吞咽，或用开水冲服。每日2~3次不拘时服用。

宜忌

✔ 适合阴虚肺燥、肺热、风热感冒等所致的咳嗽、咽干、咽痛、口渴、痰黏等症者。

✔ 空气质量不佳、风邪、燥邪较盛时服用，可护肺利咽，预防肺病发生。

✔ 四季皆可服用，春、秋季节更宜。

✘ 寒性咳喘者不宜。

做法

1 将川贝母研成粉末；枇杷叶剪碎。

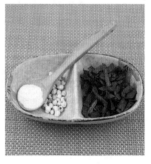

2 枇杷叶放入锅中，加适量水煎煮两次，滤渣取汁。

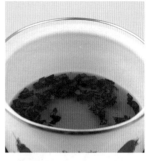

3 把两次药汁都倒入锅中，加入麦芽糖和川贝母粉，煮至浓稠。

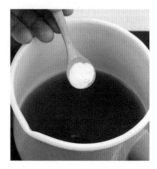

4 加入蜂蜜，续煮收膏，盛入干净瓶中密封保存。

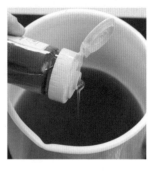

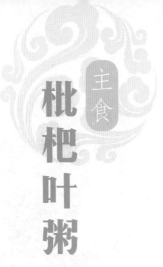

主食

枇杷叶粥

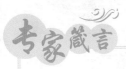
专家箴言

此方出自《老老恒言》，称其有"疗热咳，降气，止消渴"的作用，可清肺化痰，常用于肺热咳嗽、急性气管炎者。

宜忌

✓ 适合肺热所致的咳嗽气逆、咳痰不爽、呕吐、呃逆、咯血者。

✓ 春、夏、秋季皆宜食用。

✗ 寒咳及虚寒呕吐者不宜食用。

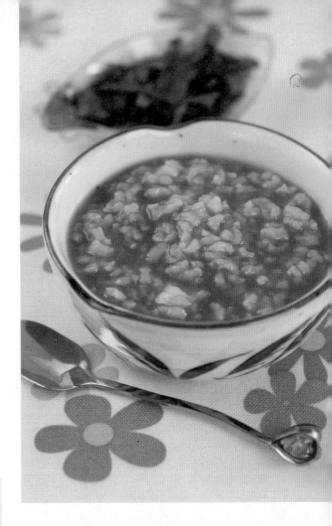

材料

枇杷叶15克，粳米100克。

调料

冰糖适量。

做法

将枇杷叶切碎，放入药袋中，煎汤，去渣取汁。再将粳米加入药汁中，补足水分，煮成稀粥，将熟时加入冰糖即可。

用法

每日早、晚食用。

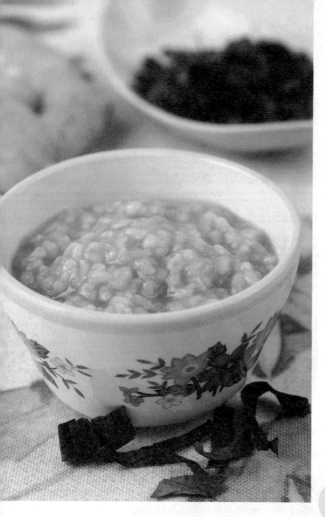

枇杷叶生姜粥

主食

专家箴言

此方出自《圣济总录》，有祛痰止咳、健胃降气的作用，对咳嗽痰稠、气逆作呕有疗效。

材料

枇杷叶、生姜片各15克，粳米100克。

调料

香油、盐各少许。

做法

先将枇杷叶、生姜片一起煎汤，去渣取汁，再将粳米加入药汁中，补足水分，煮熟后，加入香油、盐调味服食。

用法

每日早、晚食用。

宜忌

✓ 适合慢性支气管炎、咳嗽痰稠、气满以及伴有气逆呕吐、食欲不振者食用。

✓ 四季皆宜食用。

✗ 风寒咳嗽者不宜食用。

止咳平喘药

桑白皮

别名 桑根皮、桑皮、桑根白皮、白桑皮。

性味 味甘，性寒。

归经 归肺经。

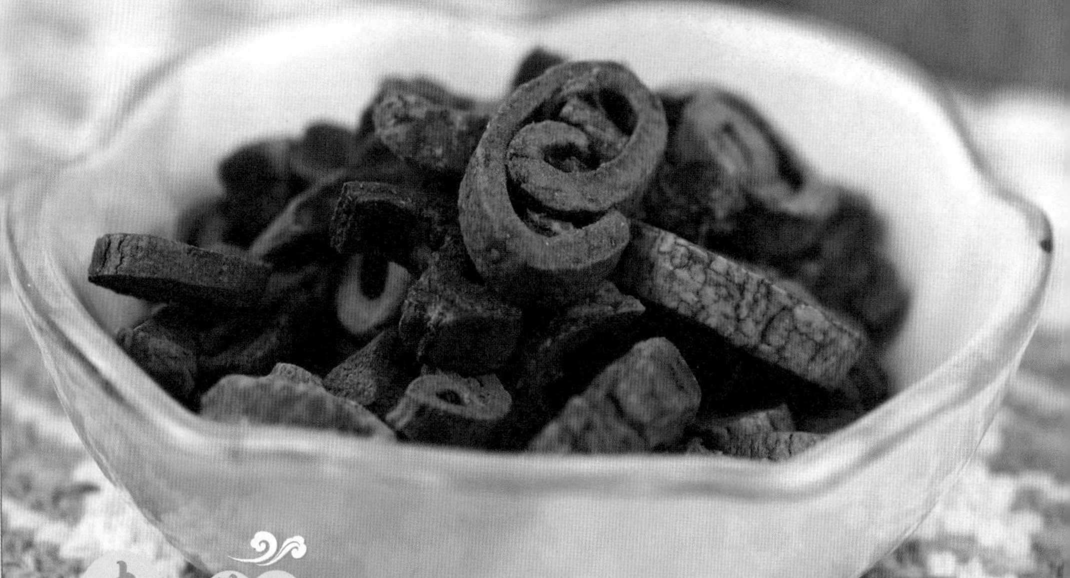

专家箴言

桑白皮有泻肺平喘、利水消肿的功效。因其甘寒性降，入肺经，所以能清泻肺火，并可泻肺中水气，从而起到平喘的作用，常用于肺热咳喘、水饮胀满等。

古籍说法

《药性论》："治肺气喘满，水气浮肿，主伤绝，利水道，消水气，虚劳客热，头痛，内补不足。"

《本草纲目》："肺中有水气及肺火有余者宜之。"

《名医别录》："去肺中水气，唾血，热渴，水肿腹满胪胀，利水道。"

药材选料

本品为桑科植物桑的根皮，晒干切丝生用，或蜜炙用。一般清肺火、泻肺利水宜生用，肺虚咳喘宜蜜炙用，用于药膳时可按需选择。生桑白皮以色白、皮厚、柔韧者为佳。

 生桑白皮　　　 蜜炙桑白皮

常用搭配

用于肺热咳喘时，桑白皮常与地骨皮同用；用于水饮停肺、胀满喘急时，常与麻黄、杏仁同用；用于肺虚有热咳喘时，常与人参、五味子、熟地黄等补益药同用。

用法用量

桑白皮宜泡茶、煎汤及煮粥，也可入散剂。煎服用量在5～15克。

人群宜忌

适宜人群	不宜人群
✓ 肺热咳喘、水饮停肺、胀满喘急、肺虚有热而咳喘气短、潮热、盗汗者	✗ 肺虚无火、小便多及风寒咳嗽者
✓ 全身水肿、面目肌肤浮肿、胀满喘急、小便不利者	
✓ 鼻出血、咯血、高血压者	

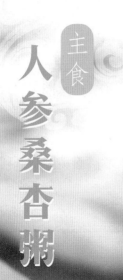

主食

人参桑杏粥

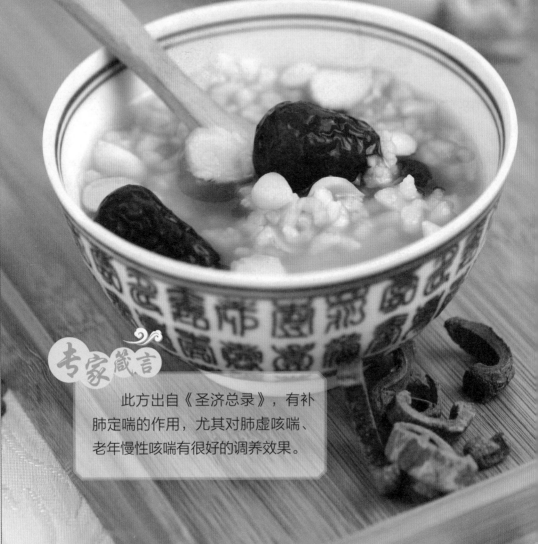

专家箴言

此方出自《圣济总录》，有补肺定喘的作用，尤其对肺虚咳喘、老年慢性咳喘有很好的调养效果。

材料

桑白皮、大枣各15克，人参、杏仁各5克，生姜10克，粳米100克。

调料

白糖适量。

用法

每日早、晚分2次食用。

宜忌

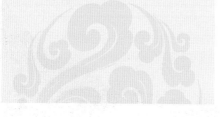

✓ 适合肺虚咳喘，有虚羸体弱、喘急气短、久咳不愈、不思饮食等症状者，老年虚弱型慢性咳喘者最宜食用。

✓ 尤适合秋、冬季食用。

✗ 热燥出血者不宜多食。

做法

1 将桑白皮、生姜加水煎煮，滤渣取汁备用。

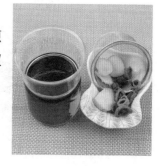

2 先把大枣、人参、杏仁倒入锅中，加适量水煮20分钟。

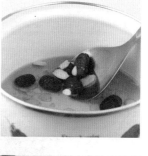

3 再把淘洗好的粳米倒入锅中，煮至粥成。

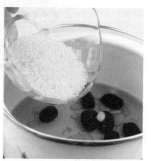

4 最后倒入药汁和白糖，搅匀即可。

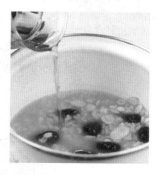

桑杏猪肺汤

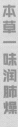
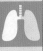

专家箴言

桑白皮泻肺平喘，杏仁止咳化痰，猪肺补肺养阴。三者搭配合用，可起到养阴清肺、止咳平喘的作用，常用于阴虚燥咳诸症。

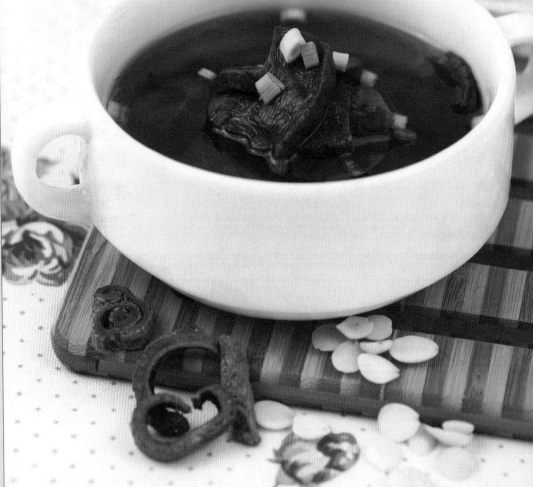

材料

桑白皮15克，杏仁10克，猪肺150克，蒜苗末少许。

调料

盐、鸡精各适量。

用法

随餐适量食用，吃肺喝汤。

宜忌

✓ 适合阴虚燥咳所致的干咳、咳声短促或痰中带血，伴有低热、口干等症者。

✓ 最适合秋、冬季食用。

✗ 寒咳者不宜食用。

做法

1 将猪肺清洗干净，切成片，焯水。

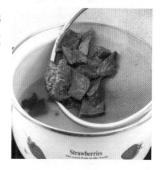

2 杏仁捣碎，和桑白皮一起装入药袋中，封口。

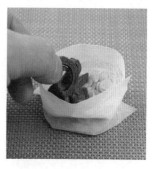

3 猪肺与药袋一起放入锅内，加适量水，小火慢炖1小时。

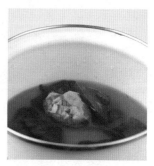

4 除去药袋，把汤盛入碗中，加盐、鸡精调味，撒上蒜苗末即可。

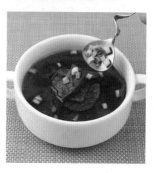

白果

别名 白果仁、银杏果、银杏仁。

性味 味甘、苦、涩，性平，有毒。

归经 归肺经。

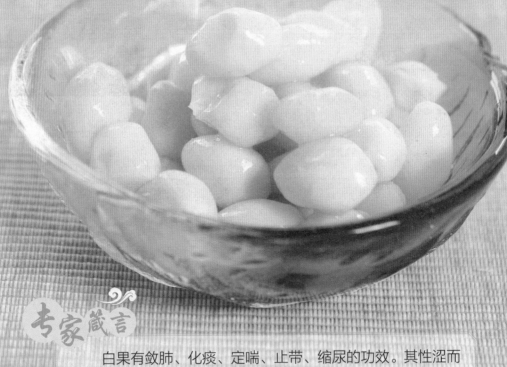

专家箴言

白果有敛肺、化痰、定喘、止带、缩尿的功效。其性涩而收，能敛肺定喘，兼有一定的化痰作用，是治喘咳痰多的常用药。此外，白果还常用于带下、白浊、尿频、遗尿等症。

过食白果可致中毒，出现腹痛、吐泻、发热、发绀以及昏迷、抽搐，严重者可因呼吸肌麻痹而死亡。

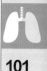
古籍说法

《医学入门》："清肺胃浊气，化痰定喘，止咳。"

《本草纲目》："熟食温肺益气，定喘嗽，缩小便，止白浊。"

《本草便读》："上敛肺金除咳逆，下行湿浊化痰涎。"

药材选料

本品为银杏科植物银杏的成熟种子，用时打碎取种仁。食用必须熟制，生食有毒，如果买了生白果，需炒熟或煮熟再吃。以外壳白色、种仁饱满、里面色白者为佳。

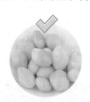 熟白果　　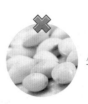 生白果

常用搭配

白果单用即有效。用于寒喘时可与麻黄同用，用于虚喘时可与五味子、核桃仁同用，用于肺热咳喘时可与麦冬、天冬等同用。

用法用量

白果生食有毒，煮熟或炒熟后可直接食用，但也不可过量，一般10岁以下儿童食用7粒以上、成人食用40粒以上就易发生中毒，年龄越小、体质越弱则死亡率越高。白果也还可泡茶、煎汤、煮粥、羹等。煎服用量在5～10克，捣碎后用。

人群宜忌

适宜人群	不宜人群
由寒邪或肺肾虚弱所致的咳嗽气喘、痰多者，肺热燥咳或咳喘无痰者皆宜	本品有毒，不可多用，小儿尤须注意
妇女带下清稀者及白浊、尿频、遗尿者	

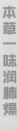

主食
腐皮白果粥

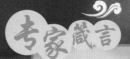

专家箴言

　　豆腐皮是大豆的加工制品，其性平，味甘，有清热润肺、止咳消痰、养胃、解毒、止汗等功效。搭配白果煮粥，可以增强益气养胃、消痰敛肺、止咳平喘的功效，常用于肺虚咳喘。

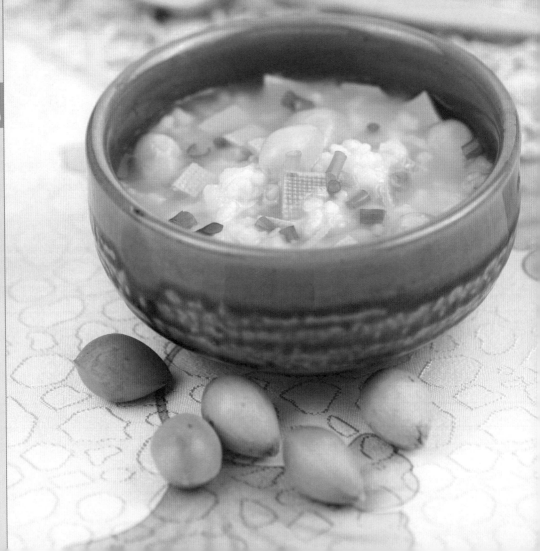

材料

白果仁10克，豆腐皮50克，粳米100克，香葱末少许。

调料

盐、鸡精各适量。

用法

每日早、晚温热食用。

宜忌

✔ 适合肺虚咳喘者，表现为久咳、痰多、气喘，老年慢性支气管炎患者最宜食用。

✔ 冬、春季食用最佳。

✖ 白果切勿食用过量。

做法

1 将豆腐皮切成小块，焯烫一下备用。

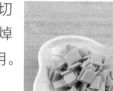

2 粳米淘洗干净，和白果仁一起放入锅中，煮至白果软烂、粥稠。

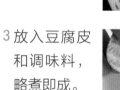

3 放入豆腐皮和调味料，略煮即成。

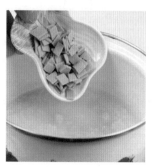

4 煮成的粥盛入碗中，撒上香葱末即可食用。

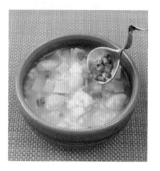

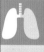

白果瘦肉粥

主食

材料

白果10克，粳米100克，猪瘦肉50克，熟黑芝麻少许。

调料

料酒、淀粉各10克，盐、鸡精各适量。

做法

1 猪瘦肉洗净，切丝后用料酒、淀粉抓匀。
2 粳米淘洗干净，入锅加水烧开，下白果，小火煮至粥稠时放入肉丝，滑散，再煮沸时加盐、鸡精调味，撒入熟黑芝麻即成。

用法

每日早、晚分2次食用。

专家藏言

此粥有敛肺、定喘、化痰的功效，常用于慢性支气管炎所致的喘咳痰多等症。

宜忌

✔ 适合慢性支气管炎者，有反复咳嗽、咳痰、气喘等症状者，老年人、慢阻肺、肺不张、肺心病患者更宜食用。

✔ 冬、春季食用最佳。

✘ 白果切勿食用过量。

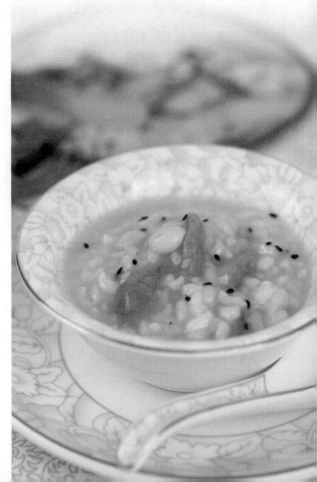

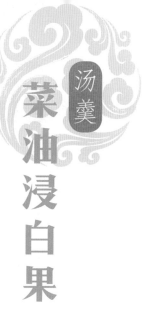

菜油浸白果

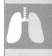

材料

新鲜白果仁800克，生菜籽油500克。

做法

将新鲜白果装瓶，倒入生菜籽油，将白果全部浸没，加盖密封，置于阴凉处存放100天即可食用。

用法

每次食用时，取出白果，放入口中，徐徐嚼烂下咽。成人每日早、中、晚3次，每次饭前吃1粒；10岁以上儿童，每日2次，每次1粒。视病情连服1~3个月。

专家箴言

此方是现代常用于治疗肺结核的经验方。一般在秋季制作，春季取出服食，可有效缓解肺热咳喘、咯血等症状。

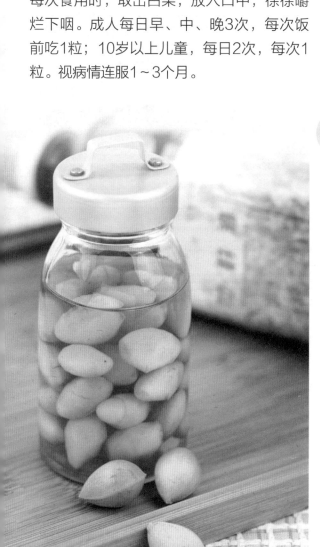

宜忌

☑ 适合肺结核患者，如有咳嗽、咳痰、咯血、胸痛、胸闷或呼吸困难、低热、盗汗、乏力等症状者。

☑ 春季食用最佳。

✖ 白果切勿食用过量。

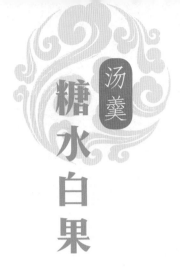

汤羹

糖水白果

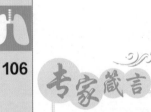

专家箴言

　　此方是止咳平喘的简易良方，适用于久咳虚喘、肺结核咳嗽等。

宜忌

✓ 适合肺虚所致的劳咳、久咳、虚喘、痰多者，肺结核患者宜食用。

✓ 冬、春季最宜食用。

✗ 白果切勿食用过量。

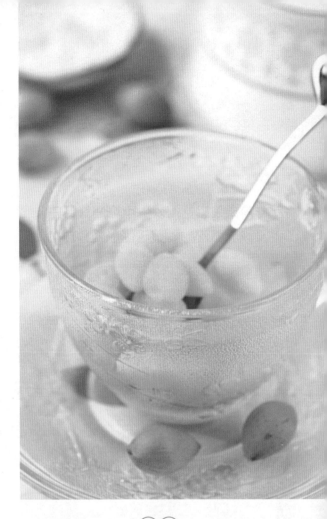

材料

白果10克。

调料

白糖（或蜂蜜）适量。

做法

白果加水煮熟，兑入白糖（或蜂蜜），连汤一起服用。

用法

每日2次。

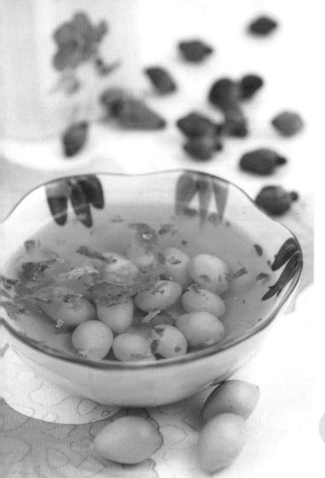

玫瑰白果

107

专家箴言

此方有敛肺气、平咳喘、解抑郁、化胸闷的功效。常用于虚劳咳嗽、哮喘、心胸烦闷胀痛等。

材料

白果仁30克，干玫瑰花5克。

调料

蜂蜜30克。

做法

将干玫瑰花掰碎，和白果仁一起放入锅中，加适量水，小火煮20分钟，加入蜂蜜略煮即成。

用法

两餐之间食用，食果喝汤，每日食用3粒白果。

宜忌

✓ 适合肺虚痰咳气喘者，肺结核、慢阻肺及老年慢性支气管炎患者均宜食用。

✓ 肺虚久咳或肺燥咳喘，兼有抑郁、烦闷、心情不舒畅者宜食用。

✓ 冬、春季食用最佳。

✗ 白果切勿过量食用。

✗ 孕妇不宜食用。

四仁鸡子羹

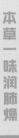

专家箴言

此羹有温补肺肾、止咳平喘的功效。常用于老年性慢性支气管炎咳喘反复发作、气喘不止等症。

白果仁、杏仁各100克，核桃仁、花生仁各200克，鸡蛋1个。

调料

白糖适量。

用法

每日1次，连服半年。

宜忌

✓ 适合肺虚、肺痿、虚劳咳喘、老年慢性支气管炎、肺气肿等患者食用。

✓ 四季皆宜食用。

✗ 大便溏泄者不宜食用。

做法

1 将白果仁、杏仁、核桃仁、花生仁一起研粉，混匀成"四仁"粉，装瓶密封保存。

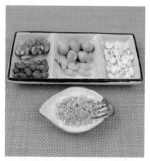

2 把鸡蛋打入调配碗中，放入20克"四仁"粉和白糖，加入70毫升水。

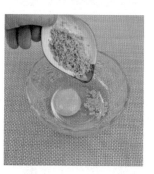

3 用筷子朝一个方向搅打，使蛋液混合均匀。

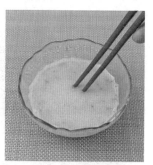

4 将鸡蛋混合液倒入蒸碗中，把蒸碗码入蒸锅，大火蒸10分钟即可。

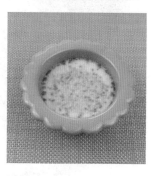

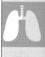

罗汉果

别名 拉汗果、假苦瓜。

性味 味甘，性凉。

归经 归肺、大肠经。

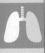
专家箴言

罗汉果有清肺利咽、化痰止咳、润肠通便的功效。其味甘性凉，善清肺热，化痰饮，且可利咽止痛，常用于咳喘、痰嗽、咽痛失音等症。

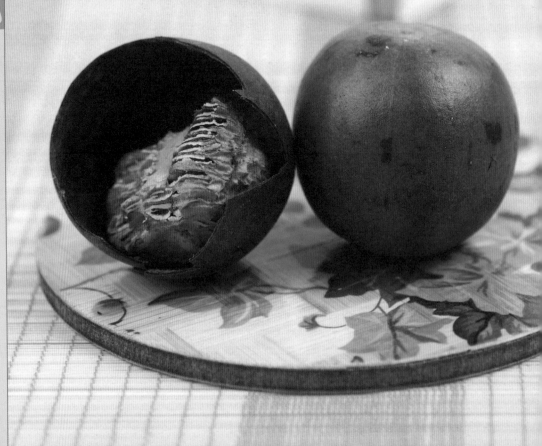

古籍说法

《岭南采药录》："理痰火咳嗽。"

药材选料

本品为葫芦科植物罗汉果的果实，主产于广西。秋季果熟时采摘，用火烘干，刷毛，生用。以形圆、个大、坚实、摇之不响、色黄褐者为佳。

优质罗汉果：外皮颜色较淡，果心呈浅黄或浅棕色，气味清香，无异味，泡汤色浅、清香

劣质烤焦的罗汉果：绒毛较多，果皮呈深棕色，果心焦黑呈深棕色，焦味、药味浓郁，泡汤色较黑，有焦苦的中药味

常用搭配

罗汉果单味煎服或泡饮，止咳喘、治咽痛的效果就很好，也可与蜂蜜、桑白皮、百部等药材同用。

用法用量

罗汉果最常用法是直接以开水泡饮，也可煎汤、煮粥、炖肉汤等。煎服用量在10～30克。

人群宜忌

适宜人群	不宜人群
✓ 痰火咳嗽、气喘、肺火燥咳、咽喉肿痛、失音者 ✓ 肠燥便秘者	✗ 本品性凉，脾胃虚寒者不宜服用

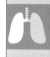

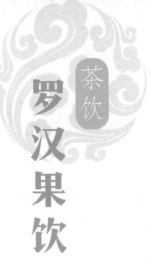

茶饮
罗汉果饮

材料

罗汉果5克，冰糖适量。

做法

将罗汉果破碎果壳、掰开果肉后，放入杯中，加冰糖，用沸水冲泡，盖闷15分钟后即可饮用。

用法

每日1次，代茶频饮。

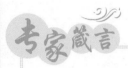
专家箴言

此饮可清热止咳，利咽润喉，润燥通肠，对急慢性气管炎、扁桃体炎、咽喉炎等均有疗效。

宜忌

✓ 适合肺热、肺燥所致的痰火咳嗽、气喘、咽喉肿痛、失音者。

✓ 平日用嗓较多者及肠燥便秘者宜常饮。

✓ 四季皆宜饮用。

✗ 脾胃虚寒、泄泻者不宜多饮。

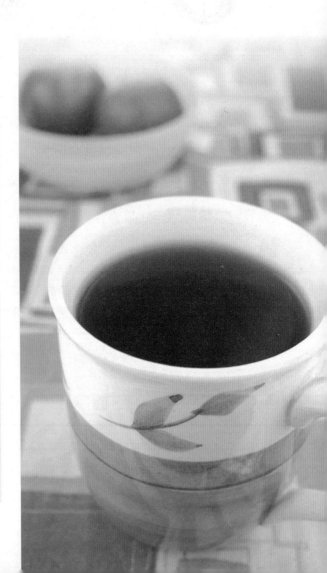

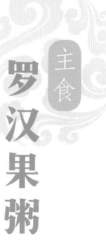

材料

罗汉果15克，猪瘦肉70克，粳米100克。

调料

料酒、淀粉各10克，盐、鸡精各适量。

做法

1 罗汉果捣碎成末；猪瘦肉切成丝，用料酒和淀粉抓匀上浆。

2 粳米淘洗净，放入锅中，加适量水烧开，加入罗汉果末，煮至粥稠时放入肉丝，滑散，再煮沸加入盐、鸡精调味即成。

3 食用前加入味精、香油调味即可。

用法

每日早、晚分2次温热食用。

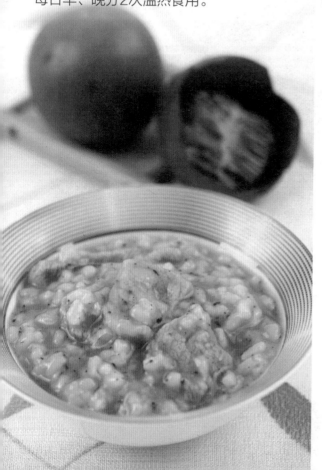

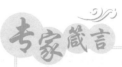

专家箴言

此粥有清肺热、化痰饮、利咽喉、润肠燥的功效，常用于慢性支气管炎及慢性咽喉炎。

宜忌

✓ 适合慢性支气管炎、慢性咽喉炎、百日咳患者，对痰火咳嗽、痰中带血、咽喉肿痛等有缓解作用。

✓ 平日用嗓较多者、肠燥便秘者宜食用。

✓ 四季皆宜食用。

✗ 脾胃虚寒、泄泻者不宜食用。

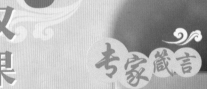

汤羹

罗汉果猪肺汤

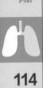

专家箴言

猪肺可补肺止咳，与罗汉果同用，有滋补肺阴、清肺化痰、润肺止咳的功效，可用于对肺热咳嗽、咽干口燥、百日咳等。

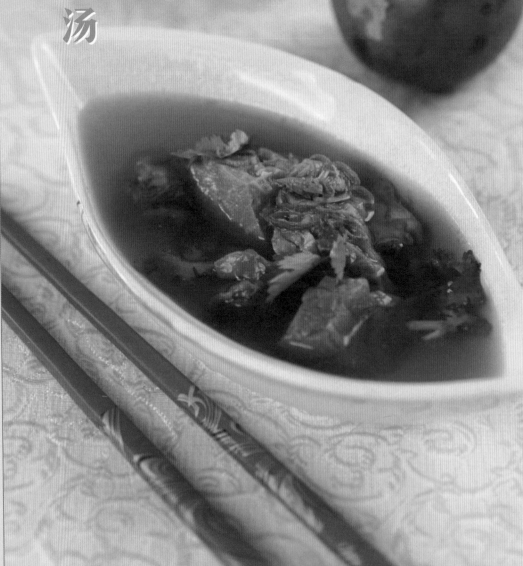

材料

罗汉果15克，猪肺150克，香菜段少许。

调料

盐、鸡精各适量。

用法

随餐食用，饮汤吃猪肺。

宜忌

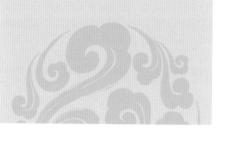

✓ 适合痰火咳嗽、肺热喘咳、痰多不爽、咽干口燥、咽喉肿痛者，百日咳、淋巴炎、扁桃体炎、支气管炎患者宜食用。
✓ 四季皆宜食用。

✗ 虚寒咳喘、咽痒痰多清稀者不宜食用。

做法

1 将罗汉果打碎，掰开取肉，将干果肉研成粉。

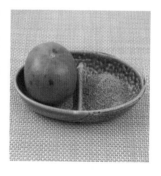

2 猪肺焯水，洗净，切片，与罗汉果一起加适量水，小火煮汤，煮至猪肺熟烂。

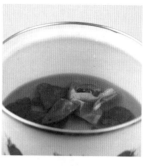

3 加盐、鸡精调味后盛入汤碗中，撒上香菜段即可食用。

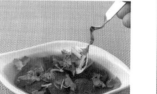
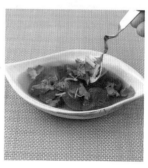

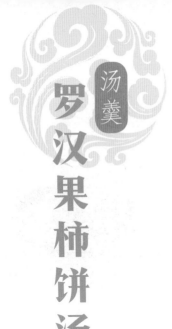

汤羹

罗汉果柿饼汤

本草一味润肺燥

116

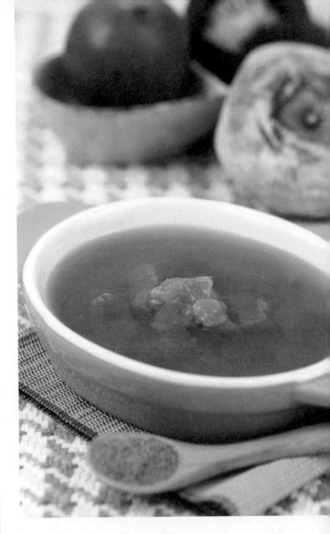

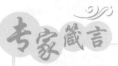

专家箴言

柿饼有润肺止血的作用，与罗汉果搭配，可清肺火，止咯血，常用于肺热哮喘、咯血等。

宜忌

✓ 适合肺热哮喘、痰火咳嗽、痰中带血、咽喉干燥肿痛者。

✓ 冬春季食用最佳。

✗ 脾胃虚寒、痰湿内盛者不宜食用。

材料

罗汉果粉20克，柿饼100克。

调料

冰糖适量。

做法

将柿饼切成丁，与罗汉果粉、冰糖一同放入锅中，加适量水，煮至柿饼软烂即成。

用法

每日分3次饮用，吃柿饼，喝汤。

补益肺气药

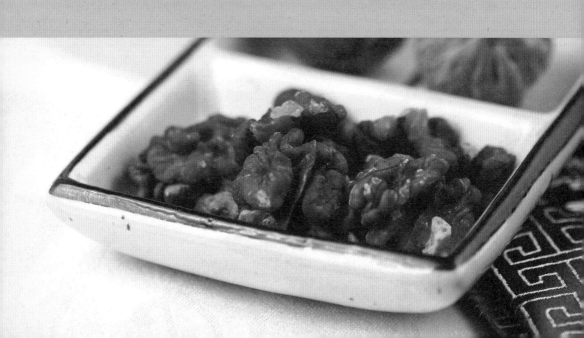

补益肺气药

山药

别名 薯蓣、土薯、山薯蓣、怀山药。

性味 味甘，性平。

归经 归脾、肺、肾经。

专家箴言

山药有补脾养胃、生津益肺、补肾涩精的功效。其既能补肺气，又能滋肺阴，常用于肺虚咳喘，对肺、脾、肾气阴俱虚者尤为有益。

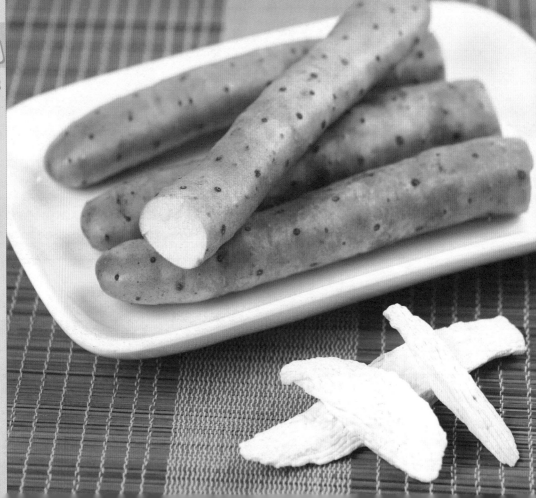

古籍
说法

《药品化义》："山药，温补而不骤，微香而不燥，循循有调肺之功，治肺虚久嗽，何其稳当。"

《本草纲目》："益肾气，健脾胃，止泄痢，化痰涎，润皮毛。"

药材选料

本品为薯蓣科植物薯蓣的根茎。以"铁棍怀山药（河南焦作一带出产）"品质为最佳，与普通山药相比，它短、细、毛刺长、断面细腻、色如瓷白、质地坚密、耐煮不烂、口感香甜细腻、略带药味，食疗效果更好。鲜品、干品皆可用，食疗中鲜品更多用。

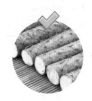
铁棍怀山药

以木薯代替的假山药片

常用搭配

山药的补肺之力较为和缓，常与杏仁、太子参、沙参、芡实、薏苡仁、百合等同用，以增强补肺定喘的效果。

用法用量

山药用法极多，可做主食、菜肴、羹汤，或泡饮、熬膏、入丸、散等。鲜品用量没有太多限制，干品用量在15～30克。

人群宜忌

适宜人群	不宜人群
✔ 肺虚所致咳嗽、气喘及虚劳咳嗽者，尤其适合脾、肺气阴俱虚者 ✔ 脾气虚弱或气阴两虚、病后体虚、消瘦乏力、食少、便溏、久泻者 ✔ 肾虚所致腰膝酸软、遗精、尿频、带下者	✖ 山药有收敛作用，故湿盛中满或有实邪、积滞、大便燥结者不宜食用

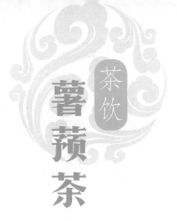

茶饮

薯蓣茶

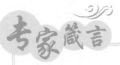

专家箴言

此方出自《医学衷中参西录》。此茶常用于肺气、肺阴两亏引起的肺痨咳喘。

宜忌

✓ 适合肺阴两亏所致的肺痨发热、或咳或喘，或自汗乏力者。

✓ 肺虚兼有脾虚、肾虚者最宜饮用，尤其适合老年人。

✓ 秋、冬季饮用最佳。

✗ 湿盛中满或有实邪、积滞、大便燥结者慎服。

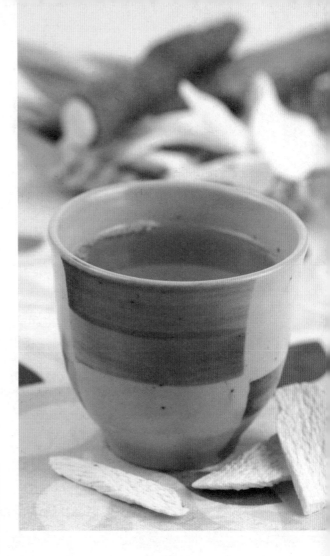

材料

干怀山药片20克（或鲜山药片100克）。

做法

将山药片放入锅中，加适量水煎煮，取汤汁饮用。

用法

不拘时，徐徐代茶温饮。

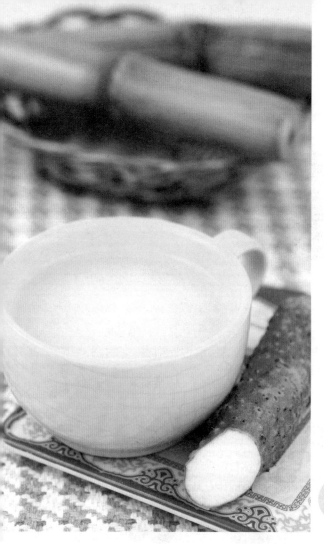

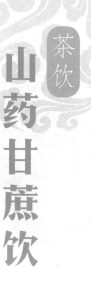

茶饮

山药甘蔗饮

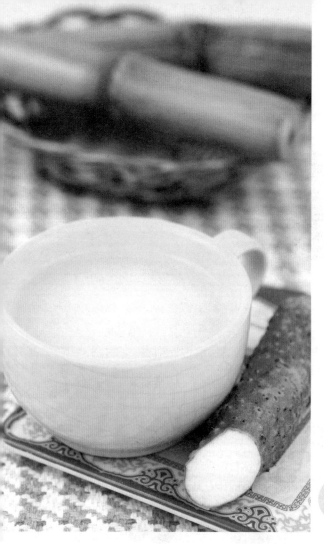

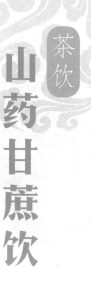

茶饮

山药甘蔗饮

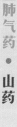
材料

鲜山药150克，鲜甘蔗250克。

做法

1 将鲜山药去皮，洗净，上蒸锅蒸熟，取出，捣烂成山药泥；鲜甘蔗榨取甘蔗汁。

2 把山药泥放入碗中，倒入甘蔗汁，搅拌均匀即成，喝时温热。

用法

每日早、晚温热饮用。

专家箴言

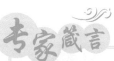

甘蔗甘寒清热，滋阴润燥，搭配山药，可起到滋阴润肺、生津止渴、止咳消痰的作用。

宜忌

✓ 适合肺热咳嗽、痰气喘急、内热烦渴、呕吐反胃者。

✓ 夏、秋季饮用最佳。

✗ 湿盛中满、脾胃虚寒、寒咳者不宜饮用。

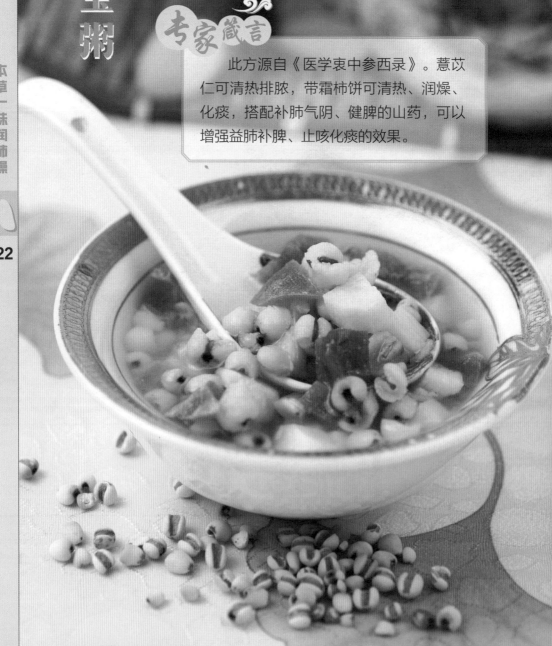

主食

珠玉二宝粥

专家箴言

　　此方源自《医学衷中参西录》。薏苡仁可清热排脓，带霜柿饼可清热、润燥、化痰，搭配补肺气阴、健脾的山药，可以增强益肺补脾、止咳化痰的效果。

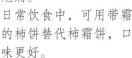 材料

鲜山药100克，薏苡仁50克，带霜柿饼50克。

薏苡仁

《药性论》："主肺痿肺气，吐脓血，咳嗽涕唾上气。"

柿霜饼

原方所用为柿霜饼，它是由柿霜加工而成，《本草纲目》说它："清上焦心肺热，生津止渴，化痰宁嗽，治咽喉口舌疮痛。"

日常饮食中，可用带霜的柿饼替代柿霜饼，口味更好。

带霜柿饼

调料

冰糖适量。

用法

随餐作主食食用。

宜忌

 适合肺脾气虚、阴虚燥咳或虚劳咳嗽，兼有食欲不振、食少便溏、气短痰多稀薄者食用。

✔ 夏、秋季节最宜食用。

✘ 风寒咳嗽者不宜食用。

做法

1 将鲜山药洗净，去皮，切成小丁；带霜柿饼切成小丁。

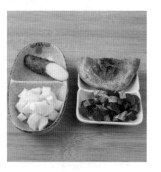

2 先将薏苡仁下锅，加适量水，煮至裂开花。

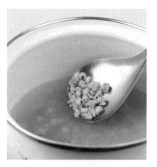

3 再放入山药丁和柿饼丁，续煮10分钟。

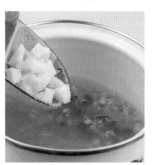

4 加入适量冰糖，煮溶化即成。

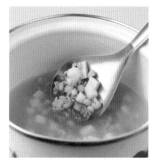

123

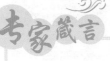

主食

山药花生粥

材料

鲜山药100克，花生、鲜百合各30克，粳米100克，冰糖适量。

做法

1 鲜山药去皮，洗净，切片；鲜百合洗净，切成小片；粳米淘洗干净。

2 先将粳米与花生下锅，加适量水煮20分钟，再放入山药片、百合片和冰糖，续煮至粥成。

用法

每日早、晚食用。

专家藏言

此粥可润肺止咳，健脾开胃，滋阴养血，对肺燥、肺虚所致的咳嗽有食疗作用。

宜忌

✓ 适合肺气虚弱、肺阴亏虚所致的肺燥干咳少痰、咯血、津干口渴者。

✓ 肺虚兼有脾胃虚弱、贫血者尤宜食用。

✓ 秋、冬季食用最佳。

✗ 湿盛中满、气滞、食积者不宜食用。

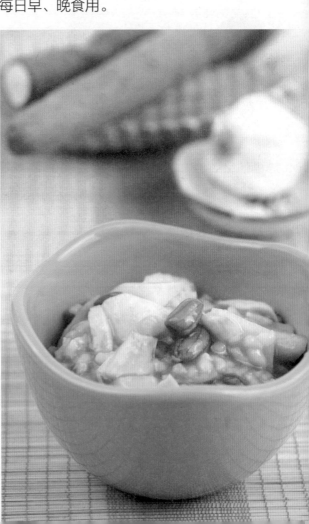

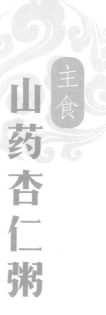

材料

山药30克，杏仁10克，粳米100克。

做法

1 山药、杏仁分别研磨成粉。
2 粳米淘洗干净，放入锅中，加入山药粉、杏仁粉和适量水，煮至粥成。

用法

每日早、晚食用。

125

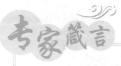

此粥有止咳化痰、补虚平喘的功效，适合肺虚所致的劳咳、久咳不止、痰多等症。

宜忌

✅ 适合肺气虚及肺阴虚所致虚劳咳喘、痰多色白者，肺燥干咳者也宜食。
✅ 老年慢性支气管炎患者，伴有肾虚者更为适宜。
✅ 冬季饮用最佳。

❌ 湿盛中满、气滞、食积者不宜食用。

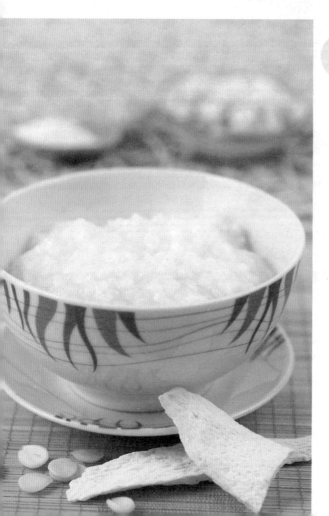

补益肺气药

蜂蜜

别名 蜜、蜂糖、蜜糖、炼蜜。

性味 味甘，性平。

归经 归肺、脾、大肠经。

专家箴言

蜂蜜有补中、润燥、止痛、解毒的功效。既能补气益肺，又能润肺止咳，常用于肺虚久咳及燥咳证。此外，蜂蜜对脾胃虚弱、营养不良、肠燥便秘也有很好的疗效。

古籍说法

《本草纲目》："其入药之功有五：清热也，补中也，解毒也，润燥也，止痛也。生则性凉，故能清热；熟则性温，故能补中。甘而和平，故能解毒；柔而濡泽，故能润燥。缓可以去急，故能止心腹、肌肉、疮疡之痛……"

药材选料

本品为蜜蜂科昆虫中华蜜蜂或意大利蜜蜂所酿成的蜜。春至秋季采收，过滤后使用。以水分少、有油性、稠如凝脂、用木棒挑起时蜜汁下流如丝状不断且盘曲如折叠状、味甜不酸、气芳香、洁净无杂质者品质为佳。

 优质蜂蜜　　 劣质蜂蜜

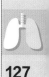

常用搭配

用于肺虚久咳及燥咳时，蜂蜜单用即有效，也可与川贝母、枇杷叶、桑叶、百合、杏仁等其他益肺药材同用，搭配范围很广，多作为止咳药膳的搭配辅料，或作为润肺止咳类丸剂或膏剂的定型剂。

用法用量

蜂蜜以煎服、冲服、制膏较为常用，也可用于熬粥。煎服用量在15～30克，大剂量可达30~60克。

人群宜忌

适宜人群	不宜人群
✓ 虚劳咳嗽日久、气阴耗伤、气短乏力、咽燥痰少者以及燥邪伤肺、干咳无痰或痰少质黏者，对支气管哮喘、慢阻肺、慢性老年性支气管炎患者尤为适用	✗ 蜂蜜可助湿壅中，且能润肠，故湿阻中满及便溏泄泻者慎用
✓ 脾气虚弱、营养不良、脘腹虚痛、肠燥便秘者	

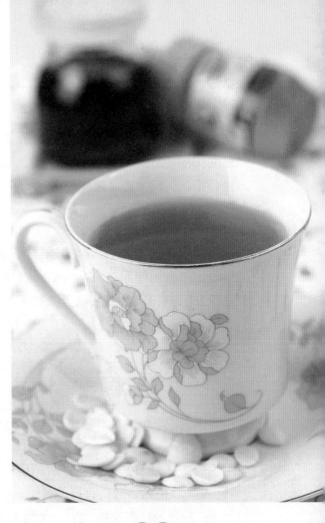

杏仁蜜茶

茶饮

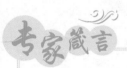

专家箴言

此方出自《备急千金要方》，是润肺止咳的传统保健方，适用于慢性支气管炎等肺病。

宜忌

✓ 适合慢性支气管炎、肺燥咳喘、咳逆上气、痰少、咽燥舌干者。

✓ 肠燥便秘者也宜常饮。

✓ 秋、冬、春季皆宜饮用。

✗ 风热、湿痰咳嗽者及便溏、腹泻者不宜饮用。

材料

苦杏仁10克，蜂蜜15克。

做法

将苦杏仁捣碎，置于杯中，用沸水冲泡，盖闷15分钟，倒出一杯，待晾温时，调入蜂蜜拌匀饮用，可多次冲泡。

用法

每日1剂，代茶频饮。

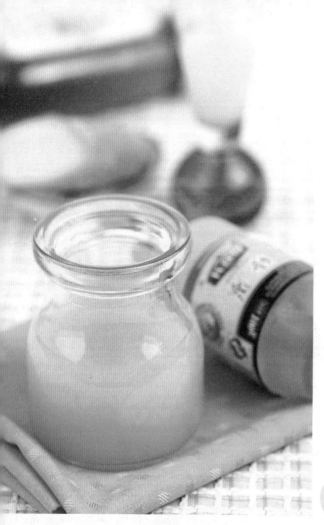

膏方

姜汁蜂蜜膏

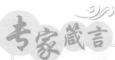
专家藏言

此方出自《外台秘要》，有温肺止咳、温中止呕的作用，对肺寒久咳、寒痰咳嗽有效。

材料

生姜200克，蜂蜜100克。

做法

1 生姜洗净，捣烂后榨取姜汁。
2 把姜汁与蜂蜜倒入锅中，小火加热收膏，制成姜汁蜂蜜膏，灌入瓶中，密封后放冰箱冷藏。

用法

每日早、晚各1次，每次取1大匙膏，加温水调服。

宜忌

✔ 适合肺寒所致的久咳、呃逆、痰饮者，肺燥咳嗽者也宜服用。

✔ 秋冬适宜服用。

✘ 肺热咳嗽者不宜服用。

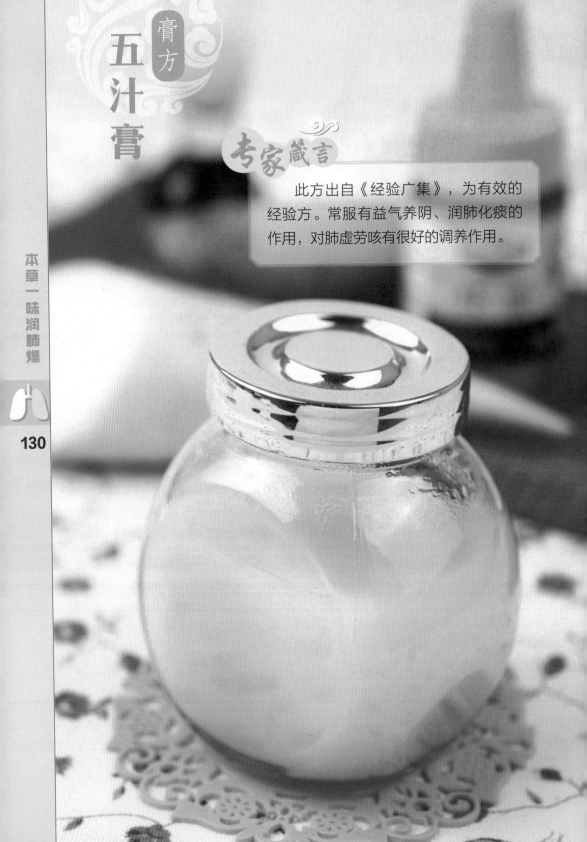

五汁膏 膏方

专家箴言

此方出自《经验广集》，为有效的经验方。常服有益气养阴、润肺化痰的作用，对肺虚劳咳有很好的调养作用。

材料

蜂蜜120克，生姜80克，白萝卜、梨各250克，牛奶250毫升。

用法

早、晚各1次，每次取2大匙膏，徐徐含化或以温水冲服均可。

宜忌

✔ 适合劳咳所致的干咳、声哑、咽痛、痰多及痰中有血丝者。

✔ 津干口渴、烦热胸闷、呕逆食少、大便干结者宜食用。

✔ 一般人常服可养肺防病，提高免疫力，尤其是雾霾天、空气污染严重时更宜服用。

✔ 四季皆宜服用。

✘ 便溏、腹泻者不宜多服。

做法

1 生姜洗净，捣烂后榨取姜汁。

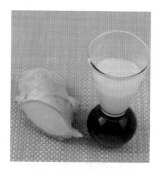

2 白萝卜洗净，切小块；梨去皮、核，切小块。二者一起榨汁。

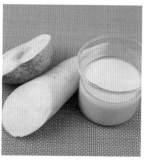

3 牛奶倒入奶锅中，上火煮沸，倒入姜汁、白萝卜和梨汁的混合汁。

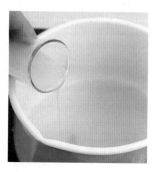

4 小火熬煮，至水剩一半时加入蜂蜜收膏，灌入瓶中，密封后放冰箱保存。

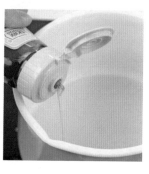

131

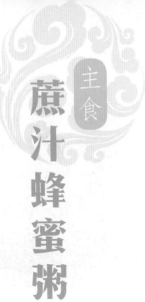

主食

蔗汁蜂蜜粥

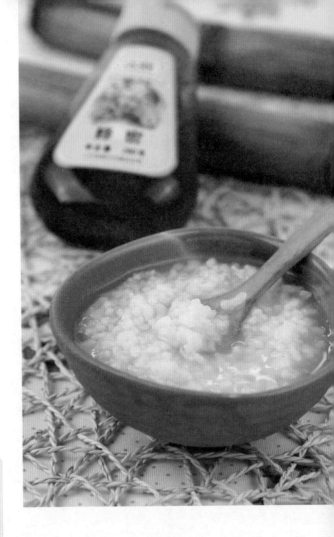

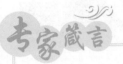

专家箴言

　　此粥可清热生津，润肠通便。适用于热病后津液不足、肺燥咳嗽、大便干结等。

宜忌

✓ 适合肺热、肺燥所致的咳嗽痰少、咽干口干、咽喉肿痛、声音嘶哑者。

✓ 大便燥结、烦热口渴、低热者宜食用。

✓ 夏、秋季节食用尤宜。

✗ 脾胃虚寒、大便溏泄者不宜食用。

材料

甘蔗汁100毫升，蜂蜜50毫升，粳米100克。

做法

将粳米淘洗干净，放入锅中，加适量水煮沸，撇去浮沫，改小火煮至粥稠时调入蜂蜜、甘蔗汁，略煮即成。

用法

每日1剂，连食3~5天。

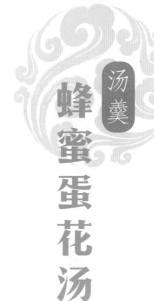

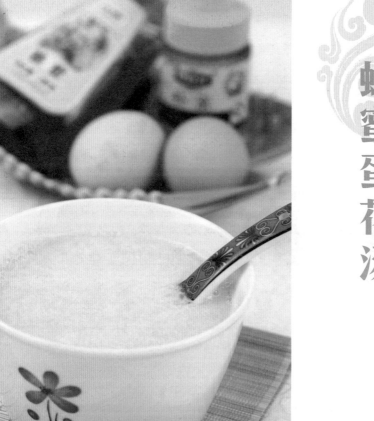

汤羹 蜂蜜蛋花汤

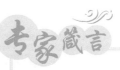

专家箴言

　　此汤有益气补虚、润喉止咳的作用，可用于肺气虚弱、肺燥所致的咳嗽，常服有效。

材料

蜂蜜30克，鸡蛋1个。

做法

1 把鸡蛋磕入碗内，用筷子打散。
2 蜂蜜加适量水烧开，立即冲入蛋液内，边冲边搅拌，至蛋液凝固成鸡蛋花状即成。

用法

每日温热服食。

宜忌

✓ 适合慢性支气管炎、久咳不止、干咳痰少、津干口渴、声音嘶哑者服食。
✓ 四季皆宜食用。

✗ 湿阻中满、便溏、腹泻者不宜多吃。

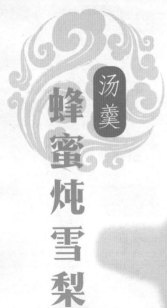

汤羹

蜂蜜炖雪梨

专家箴言

这是传统民间验方，有养阴生津、润燥止咳的功效，对防治肺燥咳嗽、咽干、咽痛、内热烦渴最为有效，也是预防呼吸道疾病的日常保健佳品。

材料

雪梨1个，蜂蜜30克。

用法

将梨肉和蜂蜜都吃掉，可分次食用。每日1个梨。

宜忌

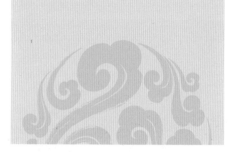

✓ 适合肺燥咳嗽、咽干口渴、咽喉肿痛、失音、声音嘶哑者食用。

✓ 肠燥便秘、内热烦渴者也宜常食。

✓ 在雾霾天或空气质量差时，常食可养肺护咽，预防呼吸道疾病。

✓ 最宜秋、冬、春季食用。

✗ 脾胃虚寒、便溏泄泻、寒咳者不宜食用。

做法

1 将雪梨洗干净，从上方1/3处横刀切开。

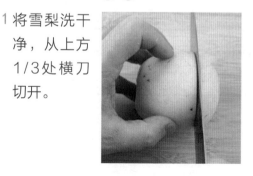

2 挖去梨核，制成梨盅。

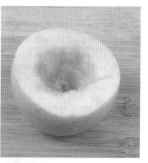

3 将梨盅放入蒸碗，向梨盅里灌入适量蜂蜜。

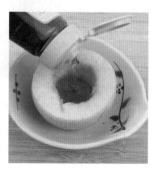

4 盖上带把的上半部分，码入笼屉，上蒸锅，大火蒸30分钟左右即可。

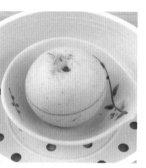

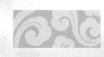

补益肺气药

甘草

别名 甜草根、红甘草、粉甘草、粉草。

性味 味甘，性平。

归经 归心、肺、脾、胃经。

专家藏言

甘草有补脾益气、祛痰止咳、缓急止痛、清热解毒、调和诸药的功效。往往用作止咳辅疗，兼能祛痰，还略具平喘作用。单用即有效，也可随证配伍用于寒热虚实多种咳喘。

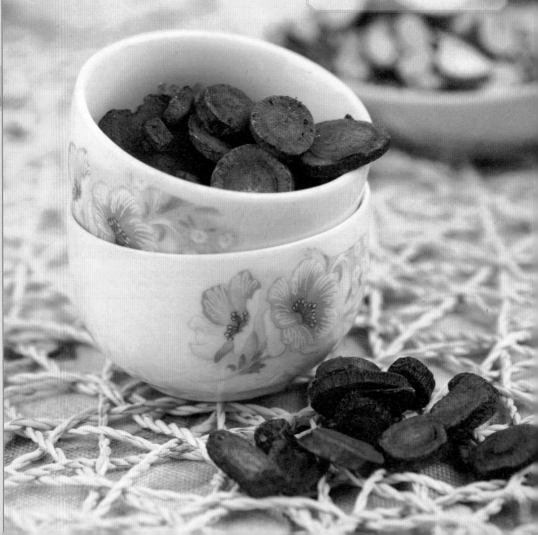

古籍说法

《名医别录》："温中下气，烦满短气，伤脏咳嗽。"

《汤液本草》："能治肺痿之脓血而作吐剂，能消五发之疮疽。"

《本草汇言》："和中益气，补虚解毒之药也。"

药材选料

本品为豆科植物甘草、胀果甘草或光果甘草的根及根茎，生用或蜜炙（用炼蜜拌炒）用。甘草生用性微寒，可清热解毒，用于咽喉肿痛、痈疽疮疡、中毒等；蜜炙后药性微温，并可增强润肺止咳及补益心脾之气的作用。可根据需要选择。

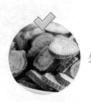
生甘草

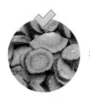
蜜炙甘草

137

常用搭配

甘草单用即有止咳喘效果，也可与沙参、蜂蜜、薄荷、胖大海、桔梗、天冬、麦冬等益肺药材同用，以增强止咳清咽的功效。

用法用量

甘草常用来泡茶、煎汤、熬膏内服。煎服用量在3～10克。

人群宜忌

适宜人群	不宜人群
✓ 寒热虚实各类咳喘、有痰无痰者均宜，对气管炎、咽炎、肺部感染、肺结核及支气管哮喘等均有疗效	✗ 甘草易助湿壅气，大剂量久服可导致水钠潴留，引起浮肿，所以湿盛胀满、水肿者不宜用
✓ 热毒咽喉肿痛、疮疡及药物、食物中毒者	
✓ 脾气虚及心气不足、心悸者	

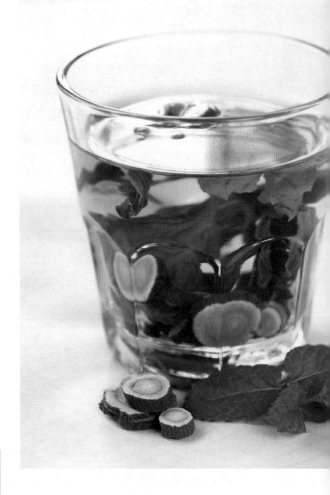

茶饮
薄荷甘草茶

专家箴言

此茶饮可清肺止咳，解毒利咽，适用于肺热咳嗽、咽喉痒痛、声音嘶哑等症。

宜忌

✓ 适合肺火盛所致的咳嗽、痰多、咽喉肿痛或干痒、声音嘶哑等，慢性气管炎、慢性咽炎患者宜常饮。

✓ 春、夏季饮用最佳。

✗ 湿盛胀满、水肿者不宜饮用。

材料

薄荷6克，生甘草3克。

调料

冰糖适量。

做法

将生甘草、薄荷、冰糖一起放入杯中，冲入沸水，盖闷15分钟后即可饮用。

用法

每日1剂，代茶频饮。

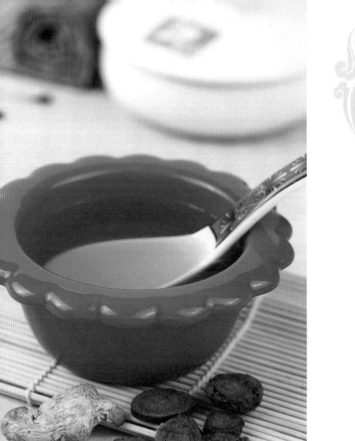

汤羹 甘草干姜汤

专家箴言

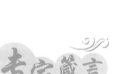

此方首见《伤寒论》。甘草止咳祛痰，干姜温肺散寒，合用可起到温肺益气的作用。

材料

炙甘草10克，炮干姜5克。

做法

将甘草和干姜加水煎汁，过滤去渣，取汁饮服。冲泡饮服亦可。

用法

每日1剂，分数次饮服或代茶频饮。

宜忌

✓ 适合肺痿吐涎沫而不咳者，或虚寒咳喘、咳唾痰稀、咯血、阳虚自汗、烦躁吐逆者。

✓ 四季皆宜饮用。

✗ 湿盛胀满、水肿者不宜饮用。

补益肺气药

核桃仁

别名 胡桃仁、胡桃肉、核桃。

性味 味甘，性温。

归经 归肾、肺、大肠经。

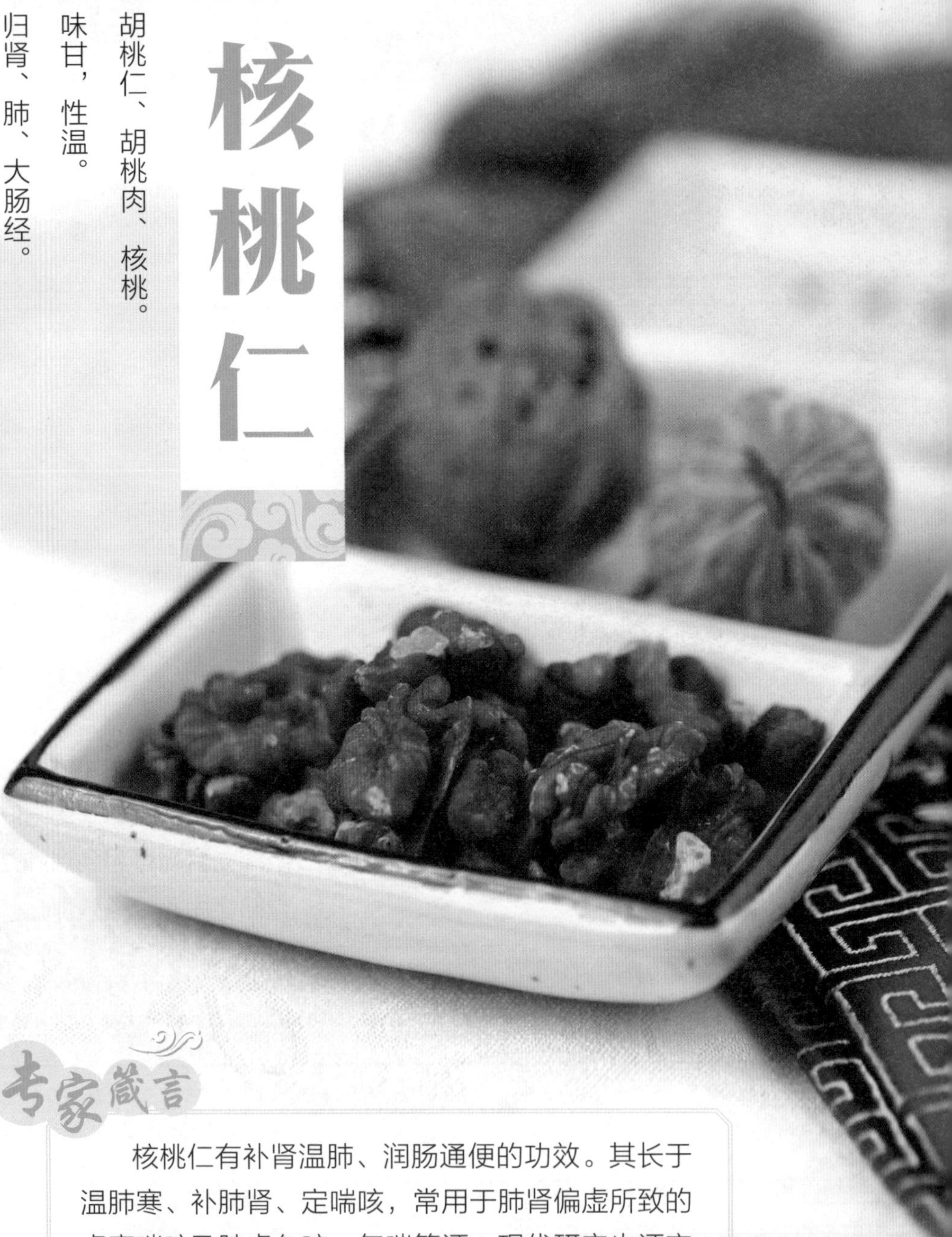

专家箴言

核桃仁有补肾温肺、润肠通便的功效。其长于温肺寒、补肺肾、定喘咳，常用于肺肾偏虚所致的虚寒喘咳及肺虚久咳、气喘等证，现代研究也证实其有镇咳作用。

古籍说法

《本草纲目》："补气养血，润燥化痰，益命门，利三焦，温肺润肠，治虚寒喘嗽，腰脚重痛。"

《本草求真》："味甘则三焦可利，汁黑则能入肾通命，皮涩则气可敛而喘可定，肉润则肺得滋而肠可补。"

药材选料

本品为胡桃科植物胡桃果实的核仁，生用或炒用均宜。以果仁饱满、干燥、仁衣黄白、仁肉洁白、含油量高者为佳。如仁衣褐黄或泛油均为品质不佳。若仁肉黑褐、泛油黏手、有哈喇味、有白色霉点的，说明已经变质，不可再食用。

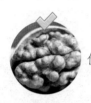 优质的核桃仁

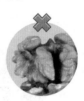 有霉点、长毛的劣质核桃仁

常用搭配

核桃仁可单用。用于肺肾虚弱、久咳、气喘时，常与人参、生姜、杏仁等药材同用，效果更好。

用法用量

核桃仁可直接食用，也常入粥饭、羹汤，并可泡茶、熬膏、浸酒或入丸、散。煎服用量在10～20克。

人群宜忌

适宜人群	不宜人群
✓ 肺肾不足、肾不纳气所致的虚寒咳喘、肺虚久咳、气喘、久嗽不止者	✗ 阴虚火旺、痰热咳嗽及便溏者
✓ 肾阳虚衰、腰痛脚弱、小便频数、早衰者	✗ 核桃仁热量及脂肪含量偏高，肥胖者应限量食用，不宜多吃
✓ 肠燥便秘者	

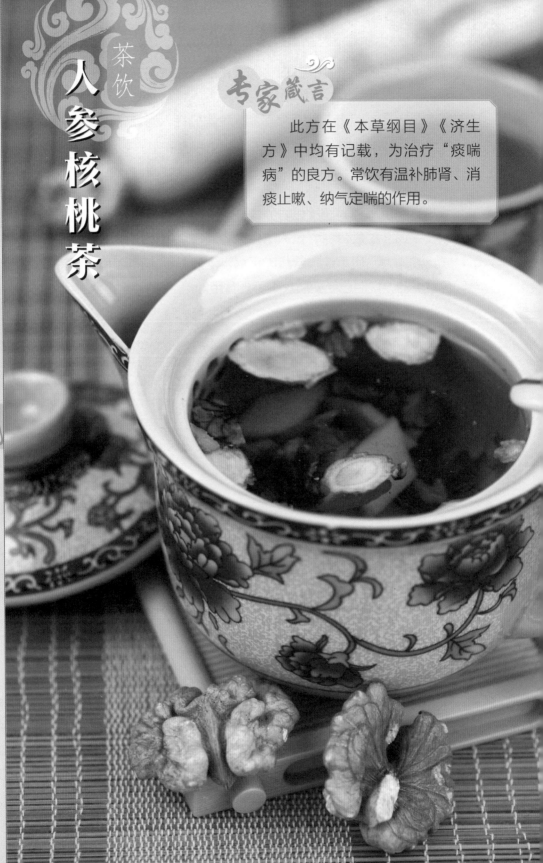

人参核桃茶

专家箴言

此方在《本草纲目》《济生方》中均有记载，为治疗"痰喘病"的良方。常饮有温补肺肾、消痰止嗽、纳气定喘的作用。

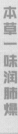

核桃仁20克，人参饮片3克，生姜6克。

用法

每日1剂，代茶频饮。晚上临睡前将参片、核桃肉、姜片一起细嚼咽下。

宜忌

✅ 适合慢性咳喘，如慢性肺心病及心、肺功能障碍者饮服。

✅ 老年人肺肾两虚、虚寒喘咳，胸满喘逆、不能安卧，甚则气不相续，额上时见微汗，舌淡红，脉细弱者宜饮服。

✅ 最适合秋、冬季节饮服。

❌ 痰热咳喘者忌用。

做法

1 将核桃仁捣碎，生姜去皮后切成薄片。

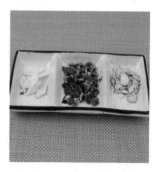

2 核桃碎、人参饮片和姜片都放入茶壶中。

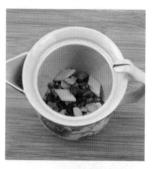

3 冲入刚烧开的沸水。

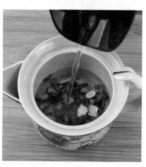

4 盖闷15分钟后即可饮用，可多次冲泡。

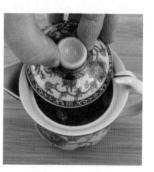

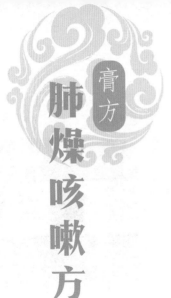

肺燥咳嗽方

膏方

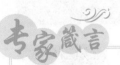

专家箴言

　　此方是民间经验良方，有补肾虚、润肺燥、止咳嗽的作用，对缓解肺虚、肺燥咳嗽均较适用。

宜忌

✓ 适合肺肾虚弱、肺燥所致的咳嗽者，特别适合老年慢性支气管炎患者常服久服。

✓ 秋、冬、春季皆宜服食。

✗ 阴虚火旺、痰热咳嗽及便溏者不宜食用。

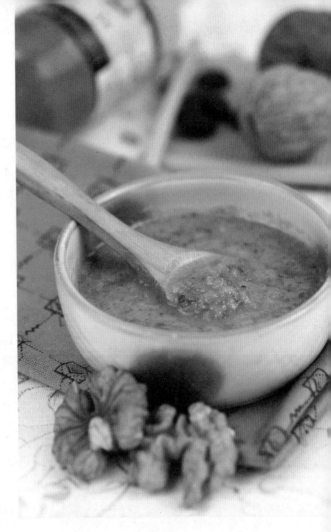

材料

核桃仁200克，松子仁100克，蜂蜜200克。

做法

将核桃仁、松子仁一起捣烂成泥，加入蜂蜜，和匀成稠膏状，装瓶密封保存。

用法

每日2次，每次取1小匙膏含服。

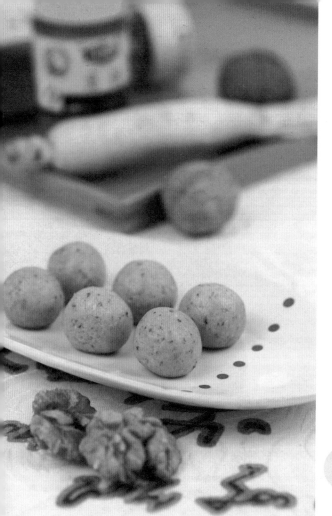

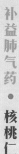
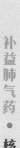

丸剂

止嗽丸

专家箴言

此方源自《本草纲目》，有益气、补肾、润肺、止咳的作用，对老年虚弱、久嗽不止有较好的疗效。

材料

去皮核桃仁250克，制杏仁150克，人参30克，蜂蜜适量。

做法

将去皮核桃仁、制杏仁和人参一起研成粉末，先用蜂蜜调和成膏团状，再分成弹子大小的小剂，揉搓成丸（每丸约重10克），冷藏保存。

用法

每日早起和临睡前空腹细嚼1丸。

宜忌

✓ 适合老年肺肾俱虚、久咳虚喘不止者常服久食。

✓ 冬、春、秋季最宜服食。

✗ 阴虚火旺、痰热咳嗽、便溏者不宜服用。

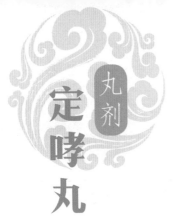

定哮丸

丸剂

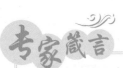
专家箴言

此方源自《种杏仙方》，有补肾养肺、消积化痰的作用，常用于哮吼喘急。

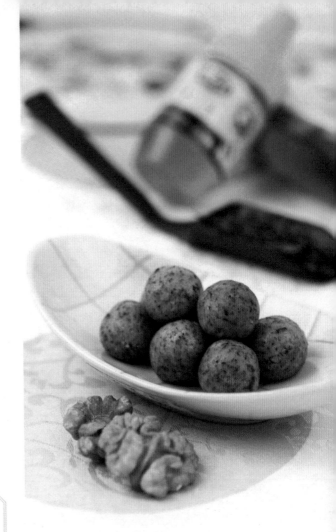

宜忌

✓ 适合呼吸急促、喉中有声、持续咳嗽、声音沙哑者，小儿哮喘者宜用。

✓ 冬、春季最宜服食。

✗ 阴虚火旺、痰热咳嗽及便溏者不宜服用。

材料

核桃仁30克，细茶末10克，蜂蜜60克。

做法

将核桃仁、细茶末一起捣匀，和入蜂蜜，制成弹子大小的蜜丸（丸重10克），冷藏保存。

用法

每日1~2丸，不拘时含服。

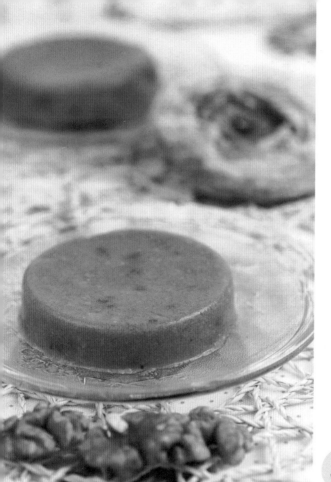

水晶核桃

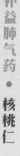

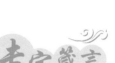

专家箴言

此方源自《医学衷中参西录》，常食有补肾、止咳、祛痰的作用，常用于肺肾俱虚所致的咳嗽。

材料

核桃仁200克，带霜柿饼250克。

做法

1. 把核桃仁捣碎；带霜柿饼切丁后放入打汁机中，加适量水，搅打成柿饼泥。
2. 柿饼泥与核桃仁碎一起搅拌均匀，装入蒸碗，上蒸锅，大火蒸1小时，晾凉后放冰箱保存。

用法

每日不拘时适量食用。

宜忌

✓ 适合老年肺肾俱虚所致的咳嗽、慢性支气管炎者。

✓ 肺燥咳嗽、咽干喉痛、咯血者宜食。

✓ 秋、冬、春季皆宜服食。

✗ 脾胃虚寒、痰湿内盛者不宜食用。

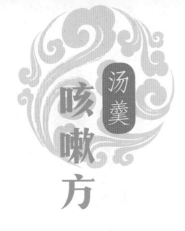

咳嗽方

汤羹

材料

核桃仁、冰糖各10克，淀粉适量。

做法

将核桃仁捣碎，和冰糖一起入锅，加适量水，煮5分钟，加淀粉勾芡后倒入杯中即可。

用法

每日服食2次（以上材料为1次的剂量）。

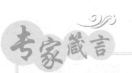

专家箴言

此方出自《奇效简易良方》，有补肾、润燥、止咳的功效，常用于肺燥、肺虚咳嗽。

宜忌

✓ 适合肺燥、肺肾俱虚所致的咳嗽、痰多、气喘者，老年人最宜常饮。

✓ 冬季饮用最佳。

✗ 热痰咳喘及便溏者不宜饮用。

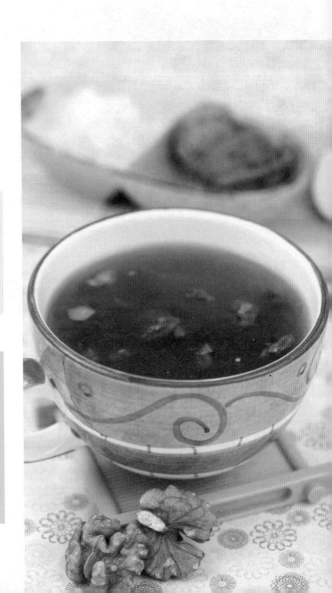

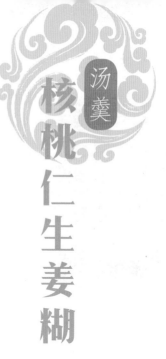

汤羹

核桃仁生姜糊

材料

核桃仁30克，鲜姜10克。

做法

将鲜姜洗净，去皮，切碎，与核桃仁一起捣成羹糊状。

用法

每日睡前食用，徐徐含咽。

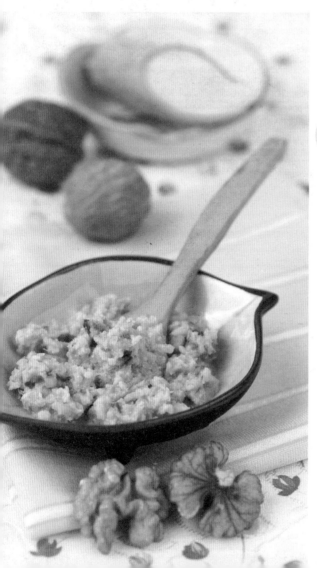

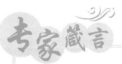

专家箴言

此方出自《外台秘要》，常服有温肺散寒、纳气平喘的作用，用于治痰喘咳嗽。

宜忌

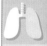

149

✓ 适合虚寒咳喘、风寒咳嗽、痰多者服食，老年脾肺肾俱虚、肢冷畏寒者最宜。

✓ 冬春季节最宜服食。

✗ 痰热咳嗽及便溏者不宜食用。

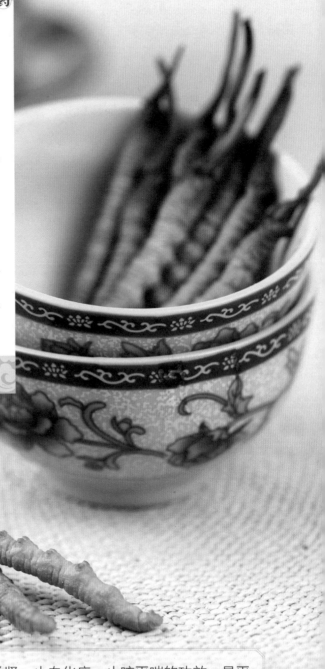

冬虫夏草

别名 虫草、冬虫草、夏草冬虫。

性味 味甘，性平。

归经 归肺、肾经。

本草一味润肺燥

150

专家箴言

冬虫夏草有补肺益肾、止血化痰、止咳平喘的功效，是平补肺肾的佳品，尤其适用于久咳虚喘、劳嗽痰血。此外，其还常用于肾虚、病后体虚等，是诸劳虚损调补的要药。

古籍说法

《本草从新》："甘平保肺，益肾止血，化痰已劳嗽。"

药材选料

本品为冬虫夏草菌寄生在昆虫幼虫上的子座及幼虫尸体的复合体，由虫体及从头部长出的真菌子座组成。以产自西藏那曲和青海玉树的虫体色泽黄亮、丰满肥大、断面黄白色、子座短小者品质最佳。由于价钱较贵，市场上的假虫草很多，在购买时要小心鉴别，最好去专卖店或正规药店购买。

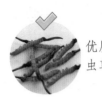
优质虫草

淀粉制作的假虫草

低海拔地区出产的其他虫草

常用搭配

冬虫夏草可单用，用于劳咳痰血时，常搭配沙参、川贝母、麦冬、百合、生地黄、阿胶等；用于气虚作喘时，常与人参、黄芪、核桃仁等同用。

用法用量

单品磨粉口服即有效，也可熬膏、泡饮、浸酒或入丸、散等。入药膳多与动物肉类炖汤食用。煎服用量在3~10克，研粉冲服用量在2克左右。

人群宜忌

适宜人群	不宜人群
✅久咳虚喘、劳嗽痰血及肺肾两虚、气虚作喘者，对肺结核、老人衰弱之慢性咳嗽气喘等均有疗效	❌有表邪者
✅肾虚精亏、阳痿遗精、腰膝酸痛者	
✅病后体虚不复或自汗、畏寒者	

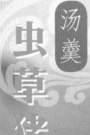

汤羹

虫草猪肉汤

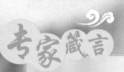

专家箴言

冬虫夏草可补肺虚，益肺气，搭配滋养肺阴的沙参、麦冬和滋阴养血的猪肉，可起到补气养阴、润肺止咳的作用，尤善治阴虚劳咳诸症。

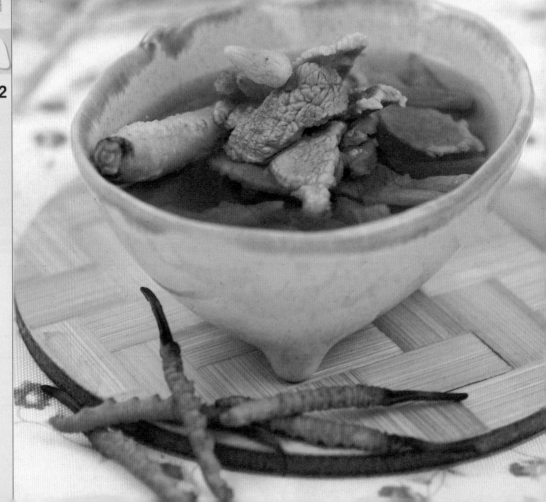

材料

冬虫夏草2克，沙参、麦冬各10克，猪瘦肉100克。

调料

料酒、淀粉各10克，盐、鸡精各适量。

用法

随餐适量食用，吃肉喝汤。

宜忌

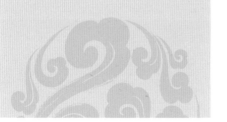

✓ 尤其适合阴虚劳咳、咯血胸痛、动则气短、咳嗽无痰者，肺结核、慢阻肺、慢性支气管炎等肺病人群宜食。

✓ 四季皆宜食用。

✗ 腹胀、腹泻、有表邪外感者不宜食用。

做法

1 将猪瘦肉洗净，切片，用料酒、淀粉抓匀上浆备用。

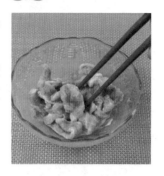

2 冬虫夏草研成粉末。

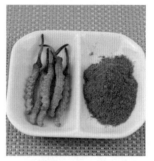

3 锅中放入沙参、麦冬和适量水，用小火煮30分钟，放入肉片，滑散。

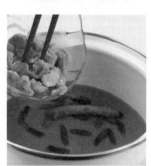

4 再煮沸时加入冬虫夏草粉，用适量盐和鸡精调味即可。

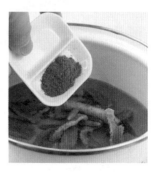

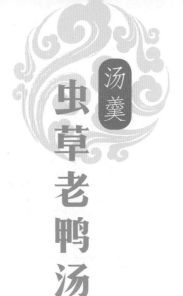

汤羹

虫草老鸭汤

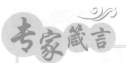

此方源自《本草纲目拾遗》，有补虚益气、止咳化痰的作用，最宜老人虚咳日久及病后虚损者。

宜忌

✓ 适合老年慢性支气管炎、肺虚及虚劳久咳，兼有疲乏无力、动则气短、咳嗽痰少、潮热盗汗等症状者。

✓ 夏、秋季尤宜食用。

✗ 急性支气管炎、外感表邪者不宜食用。

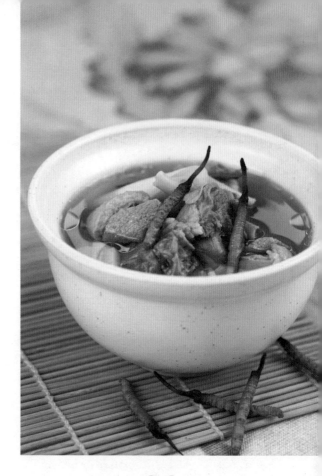

材料

老鸭500克，冬虫夏草5克。

调料

料酒、葱段、姜片各15克，盐适量。

做法

1 将老鸭洗净，切块，焯水后放入砂锅，加足水煮沸，撇净浮沫。

2 放葱段、姜片、料酒，改小火煮1小时，撇去浮油，放入冬虫夏草，续煮1小时，加入盐，再煮10分钟即可。

用法

随餐适量食用，吃鸭肉、虫草，喝鸭汤。

滋阴养肺药

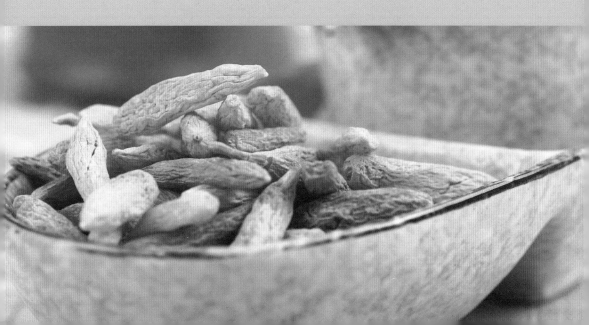

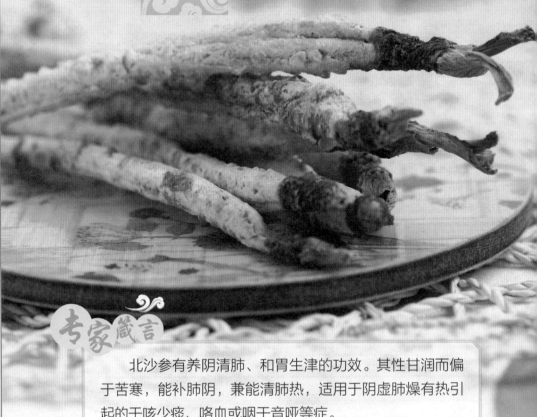

滋阴养肺药

北沙参

别名 莱阳沙参、海沙参、辽沙参、条沙参。

性味 味甘、微苦，性微寒。

归经 归肺、胃经。

专家箴言

北沙参有养阴清肺、和胃生津的功效。其性甘润而偏于苦寒，能补肺阴，兼能清肺热，适用于阴虚肺燥有热引起的干咳少痰、咯血或咽干音哑等症。

《本草从新》："专补肺阴，清肺火，治久咳肺痿。"

《中药志》："养肺阴，清肺热，祛痰止咳。治虚劳发热，阴伤燥咳，口渴咽干。"

药材选料

本品为伞形科植物珊瑚菜的根，以根条细长、均匀色白、质坚实者为佳。北沙参与南沙参来源于两种不同的植物，二者功用相似，均可养阴清肺，益胃生津，但南沙参药力稍弱。

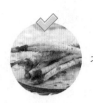
北沙参

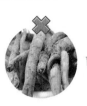
南沙参

常用搭配

北沙参常与功效相似的养阴、润肺、清肺及止咳、平喘、利咽的药材同用，如麦冬、南沙参、杏仁、桑叶、玄参等。

用法用量

北沙参多用于泡茶、煎汤、煮粥，也可熬膏或入丸、散。煎服用量在5～10克。

人群宜忌

适宜人群	不宜人群
✓ 肺热燥咳、劳嗽痰血、咽干音哑者，慢性支气管炎、肺结核、肺膨胀不全、肺不张、肺脓疡者	✗ 风寒作嗽及肺胃虚寒者
✓ 热病津伤口渴、饥不欲食、大便干结、胃痛、胃胀、干呕者	

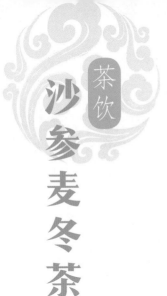

茶饮

沙参麦冬茶

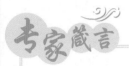

北沙参、麦冬润肺养阴，止咳；桑叶祛风清热，治肺热咳嗽。三者合用，善治肺热阴虚咳嗽。

宜忌

✓ 适合肺热阴虚、久咳不止、咽燥无痰或痰少黏稠、不宜咯出，伴有虚热、盗汗者。

✓ 春、夏季最宜饮用。

✗ 风寒或湿痰咳嗽者不宜饮用。

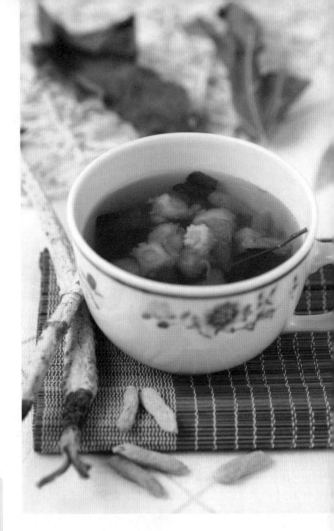

材料

北沙参8克，麦冬、桑叶各5克。

做法

将北沙参、麦冬、桑叶一起放入杯中，用刚烧开的沸水冲泡，盖闷15分钟即可。

用法

每日1剂，多次冲泡，代茶频饮。

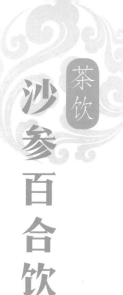

沙参百合饮

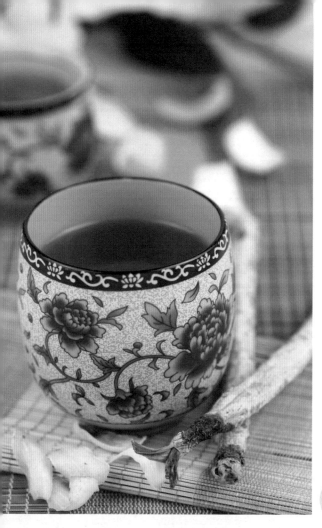

材料

北沙参10克，干百合6克。

调料

冰糖适量。

做法

将北沙参、百合和冰糖一起放入锅中，加适量水煎汁，过滤药渣后取汁饮用。也可代茶冲泡饮用。

用法

每日1剂，分2次缓缓饮用，或代茶频饮。

专家箴言

此饮为民间验方，可滋阴润肺，清咽生津，适用于阴虚干咳无痰、咯血等症。

宜忌

✓ 适合阴虚干咳、咯血、痰少、口干咽燥者。

✓ 秋、冬季节饮用最佳。

✗ 风寒及痰湿咳嗽者不宜饮用。

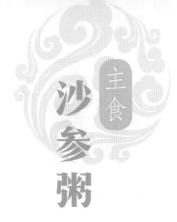

沙参粥

主食

材料

北沙参10克，粳米100克。

做法

1 将北沙参入锅，加适量水，煎煮30分钟，去渣留取汤汁。
2 把淘洗好的粳米倒入药汁中，补足水分，煮成稀粥即可。

用法

每日早、晚温热食用。

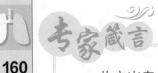

此方出自《粥谱》，有养阴、润燥、止咳的功效，用于阴虚燥咳十分有效。

宜忌

✓ 适合外感燥热咳嗽或阴虚燥咳、肺结核，症见干咳少痰、痰中带血、咽干声哑、舌红少苔者。

✓ 四季皆宜食用。

✗ 风寒或湿痰咳嗽、脾胃虚寒者均不宜食用。

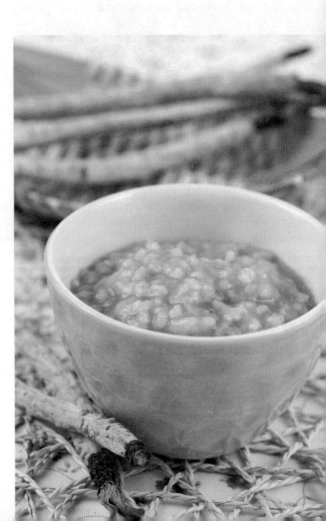

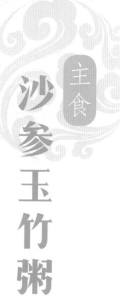

沙参玉竹粥

材料

北沙参、玉竹各10克，粳米100克。

调料

冰糖适量。

做法

1 将北沙参、玉竹入锅加水烧开，煎煮30分钟，去渣留取汤汁。
2 把淘洗好的粳米倒入药汁中，补足水分，煮至粥稠时加入冰糖，再略煮即成。

用法

每日早、晚温热食用。

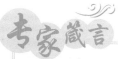

专家箴言

此粥可滋阴润肺，祛痰止咳，并有养胃阴、清胃热的作用，常用于肺胃阴虚燥热所致的咳嗽。

宜忌

✔ 适合肺热烦躁、干咳少痰，或肺气不足、肺胃阴虚所致久咳无痰、咽干者。
✔ 热病后津伤口渴者宜食。
✔ 四季皆宜食用。

✘ 风寒或湿痰咳嗽、脾胃虚寒者均不宜食用。

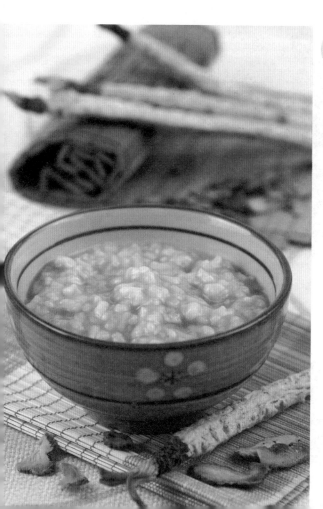

参竹猪肺汤

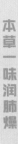

专家箴言

猪肺可益肺气，补肺虚，北沙参、玉竹都是滋养肺阴的良药。搭配食用，可起到养阴润肺、止咳的作用，常用于阴虚燥咳证。

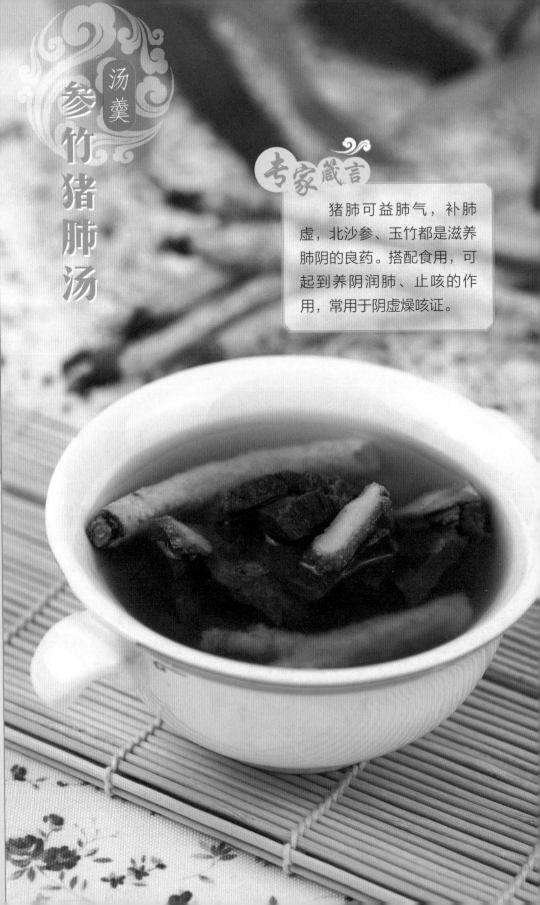

材料

北沙参、玉竹各10克，猪肺150克。

调料

葱段、姜片、料酒各适量，盐少许。

用法

随餐食用，吃猪肺，喝汤。

宜忌

✔ 适合阴虚肺燥所致的燥咳少痰、痰中带血、咽干口渴、舌红少苔者食用。

✔ 四季皆宜食用。

✘ 风寒或湿痰咳嗽者不宜食用。

做法

1 将猪肺清洗干净，切成片，焯水，捞出备用。

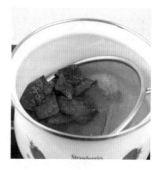

2 猪肺入锅，加适量水、葱段、姜片和料酒，煮30分钟，捡去葱、姜。

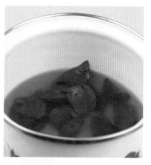

3 再放入北沙参和麦冬，续煮1小时，至猪肺软烂。

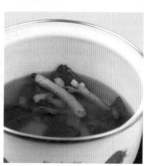

4 加盐调味后盛入汤碗即可。

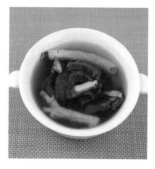

沙参虫草甲鱼汤

专家箴言

　　北沙参可养阴清肺；冬虫夏草可益肺肾，止痰咳；甲鱼大补阴血。搭配食用，可起到滋阴养血、补肺益肾的作用，可用于肺结核及老人衰弱之慢性咳喘。

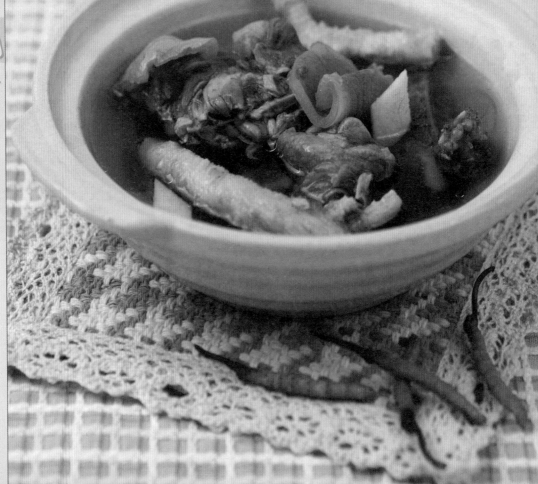

材料

北沙参15克，冬虫夏草3克，治净的甲鱼250克。

调料

葱段、姜片、料酒、盐各适量。

用法

随餐食用，吃甲鱼肉，喝汤，吃净汤中的虫草末。

宜忌

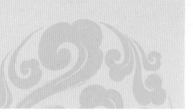

✓ 适合肺结核咯血、咳嗽痰中带血者。

✓ 老年人肺肾俱虚所致的慢性咳嗽气喘者，伴有贫血虚弱、阳痿遗精、阴虚燥热、自汗、盗汗者更宜。

✓ 四季皆宜食用，秋、冬更佳。

✗ 风寒或湿痰咳嗽者及外感表邪者不宜食用。

做法

1 冬虫夏草研成粉末。

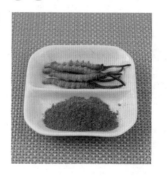

2 将甲鱼剁成块，焯水后洗净。

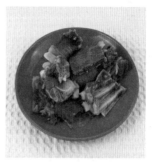

3 锅中放入甲鱼和适量水烧开，加葱段、姜片、料酒、北沙参煮1小时。

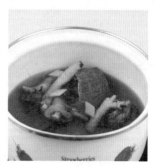

4 放入冬虫夏草粉末，略煮后加盐调味即可。

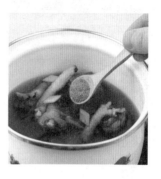

滋阴养肺药

百合

别名 白百合、野百合、喇叭筒、山百合、药百合、家百合。

性味 味甘，性微寒。

归经 归肺、心、胃经。

专家箴言

百合有养阴润肺、清心安神的功效。其性微寒，能补肺阴，兼能清肺热，并有一定的止咳祛痰作用。常用于阴虚肺燥有热所致的干咳少痰、咳血或咽干音哑等症。因其性质平和，为药食两用品，故适合常服、久服。

古籍说法

《本草纲目》："除心下急满痛，治脚气热咳。"

《本草纲目拾遗》："甘入肺，清痰火，补虚损，治肺痈。"

药材选料

本品为百合科植物百合或细叶百合的肉质鳞叶。生用或蜜炙用。以瓣匀肉厚、色黄白、质坚、筋少者为佳。蜜炙（用炼蜜炒制）后的百合可增加润肺作用，是更理想的选择。如用于一般保健食疗，生鲜百合亦可。

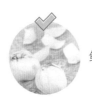

鲜百合

蜜炙百合

常用搭配

百合常与生地黄、天冬、玄参、桔梗、川贝母等清肺、祛痰药同用，以增强其润肺止咳的功效。

用法用量

百合可蒸食、泡茶、煎汤、煮粥或入膏、丸、散。煎服用量在6～12克。

人群宜忌

适宜人群	不宜人群
✅ 阴虚肺燥有热所致的阴虚久咳、干咳少痰、痰中带血、咽干音哑者	❌ 风寒痰嗽、中寒便滑者
✅ 虚热上扰所致虚烦惊悸、失眠多梦、精神恍惚者	

滋阴养肺药·百合

167

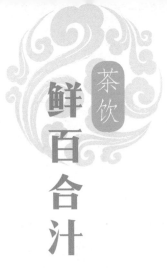

茶饮

鲜百合汁

168

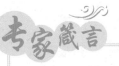

专家箴言

此方出自《卫生易简方》，有补肺阴、清肺热的功效，可用于肺病咯血、肺结核、肺气肿等。

宜忌

✓ 适合痰火咯血、肺结核、慢性支气管炎、慢阻肺、肺气肿者。

✓ 久咳伴有心胸烦闷、心神不宁者最宜常饮。

✓ 秋、冬、春季宜饮用。

✗ 风寒痰嗽、中寒便滑者忌服。

材料

鲜百合30克。

调料

白糖适量。

做法

1 鲜百合洗净，剥成片，放入打汁机中，加适量温开水，搅打成汁。

2 百合汁倒入杯中，加白糖调味后饮用。

用法

每日早、晚各饮1次。

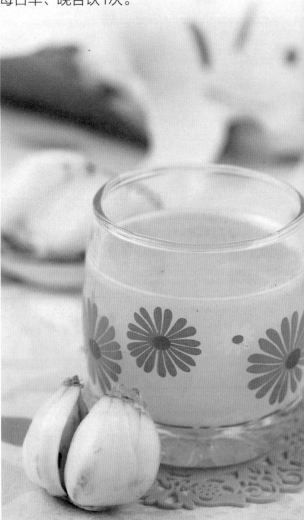

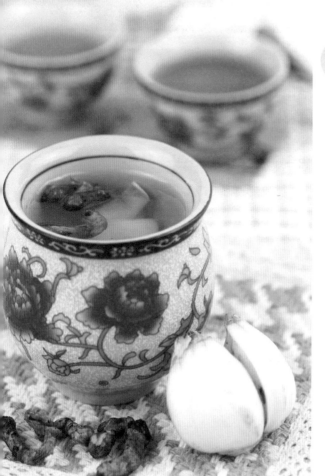

茶饮

百合冬花饮

材料

干百合6克，款冬花10克。

做法

将干百合和款冬花一起放入杯中，冲入沸水，盖闷15分钟即可饮用。

用法

每日1剂，代茶频饮。

专家藏言

款冬花可润肺下气，止咳化痰，搭配百合，可增强养阴、润肺、止咳的作用，多用于肺热咳嗽。

宜忌

✔ 适合肺热咳嗽、干咳久咳、劳嗽咯血、咽干口渴者，对急、慢性支气管炎均有效。

✔ 秋、冬、春季均宜饮用。

✘ 风寒痰嗽、中寒便滑者忌服。

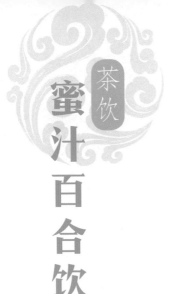

蜜汁百合饮

茶饮

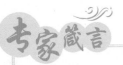

专家箴言

此方在《太平圣惠方》《经验广集》中均有记载，有清肺止咳、润燥补虚的功效，尤其对肺痈有特效。

宜忌

✓ 适合肺痈、肺脏壅热、烦闷咳嗽、吐脓咯血者。

✓ 有神经衰弱、睡眠欠佳、久咳口干等症状者最宜在睡前服用。

✓ 秋、冬、春季皆宜服用。

✗ 风寒咳嗽者忌用。

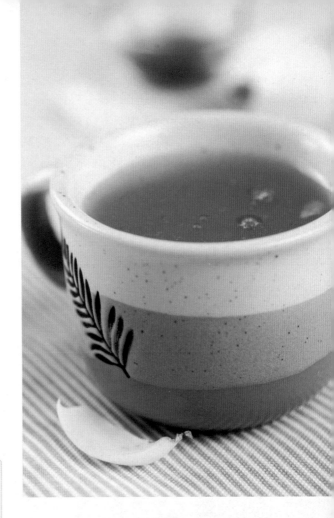

材料

百合30克，蜂蜜15克。

做法

鲜百合洗净，放入打汁机中，加适量水搅打成汁，倒入杯中，兑入蜂蜜搅匀即成。

用法

每日早、晚饮用。

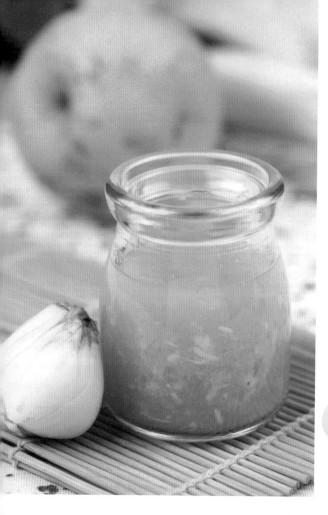

二仙膏

膏方

此方源自《经验广集》，常服有润肺清热、生津润燥的功效，对劳咳及肺阴亏虚所致的咳嗽效果最佳。

材料

鲜百合120克，梨2个，蜂蜜250克。

做法

1 将梨去皮、去核、切块，放入打汁机，加200毫升水打成梨汁；鲜百合捣成泥。

2 先将梨汁和百合泥倒入锅中，以小火加热收汁，再放入蜂蜜熬至黏稠成膏，盛入干净的瓶中封口保存即可。

用法

每日早、晚各服2大匙。可含服，也可用开水冲开温饮。

宜忌

✓ 适合劳咳及肺阴虚燥咳，有干咳无痰、口舌干燥、略见咯血等症状者。

✓ 阴虚发热、心烦不宁、失眠、便秘者宜服用。

✓ 秋、冬季服用最佳。

✗ 脾胃虚寒、风寒咳嗽、痰多色白者不宜服用。

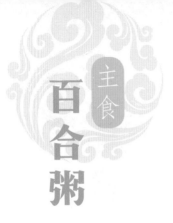

主食

百合粥

材料

鲜百合30克，粳米100克。

调料

冰糖适量。

做法

将粳米淘洗干净，放入锅中，加水煮粥，大火煮，水开后加入洗净、剥开的百合，改小火熬至粥熟，调入冰糖即可。

用法

每日早、晚食用。

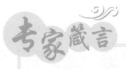

专家藏言

此方在《本草纲目》《饮食辨录》中均有记载，有润肺止咳、养心安神的作用，常用于肺热、肺燥干咳等。

宜忌

✓ 适合慢性支气管炎、肺热或肺燥所致的干咳以及肺结核、久咳不愈、肺气肿、咯血者。

✓ 久咳伴有失眠烦躁、心神不宁者宜食。

✓ 秋、冬季食用最佳。

✗ 脾胃虚弱或风寒感冒咳嗽者不宜食用。

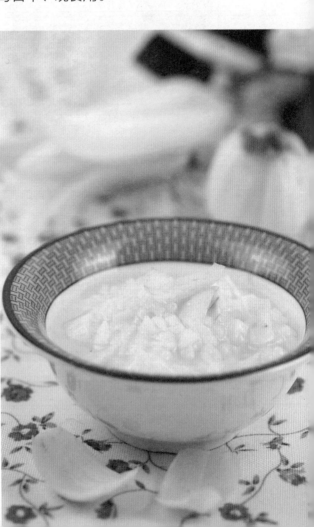

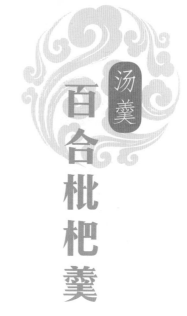

汤羹 百合枇杷羹

材料

鲜百合30克，枇杷50克，水发银耳30克。

调料

冰糖适量。

做法

1 将枇杷去核，洗净，捣烂；鲜百合、水发银耳分别洗净，撕成小片。

2 银耳放入锅中，加适量水，煮至软烂黏稠时放入百合、枇杷、冰糖，略煮即成。

用法

每日早、晚食用。

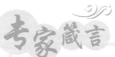

专家箴言

枇杷、银耳都是滋阴润肺的天然食材，与百合搭配食用，可增强养肺阴的作用，常用于阴虚燥热咳嗽等，止咳作用好。

宜忌

✓ 适合肺阴虚所致的肺热、肺燥咳嗽、津干口渴、心胸烦闷者。

✓ 秋、冬季食用尤宜。

✗ 外感咳嗽者不宜食用。

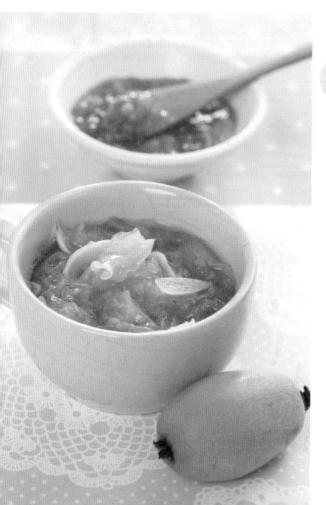

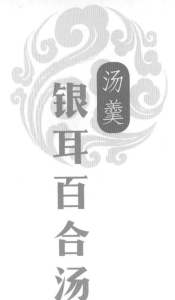

汤羹

银耳百合汤

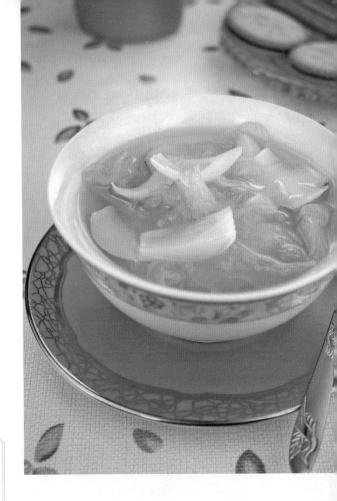

专家箴言

此汤是滋阴、润肺、止咳的传统民间验方，对缓解肺阴虚干咳、劳咳等尤为见效。

宜忌

- ✓ 适合肺阴虚或肺炎病后干咳、口渴、无痰或痰少而黏、不宜咳出者。
- ✓ 阴虚内热、烦渴、失眠者宜常食。
- ✓ 空气污染严重时宜食用。
- ✓ 秋、冬季食用最佳。

- ✗ 脾虚有湿、痰多者不宜食用。

材料

鲜百合、水发银耳各30克。

调料

冰糖适量。

做法

1 将鲜百合洗净，掰成小瓣；水发银耳洗净，撕成小片。
2 银耳放入锅中，加适量水，煮至软烂黏稠时放入百合、冰糖，略煮即成。

用法

每日1剂，可分2次食用。

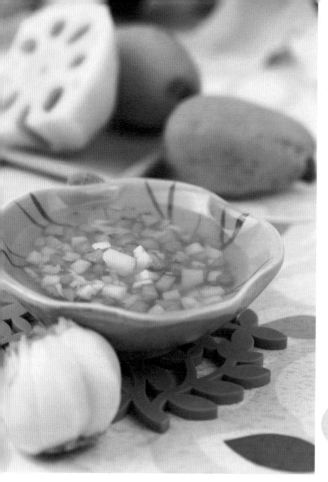

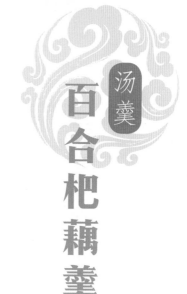

百合杷藕羹

汤羹

专家藏言

此方源自《习用方》。百合清肺止咳，鲜藕清热生津，枇杷清热化痰。合用可养阴清热，润肺止咳，用于风热咳嗽及燥咳。

材料

鲜百合30克，枇杷（去核）50克（也可用糖水罐头枇杷），鲜藕50克。

调料

淀粉、白糖各适量。

做法

1 鲜藕洗净，去皮，切丁；鲜百合、枇杷也分别切成丁。

2 一起放入锅内合煮，将熟时放入淀粉调匀成羹，再调入白糖即可。

用法

每日分2~3次食用。

宜忌

✓ 适合风热咳嗽、干咳久咳、无痰或少痰、痰黏难咳、声音嘶哑者。

✓ 适合燥咳、咳唾痰中带血、口干舌燥、舌苔薄干者。

✓ 秋、冬、春季饮用最佳。

✗ 风寒咳嗽、痰多色白者忌用。

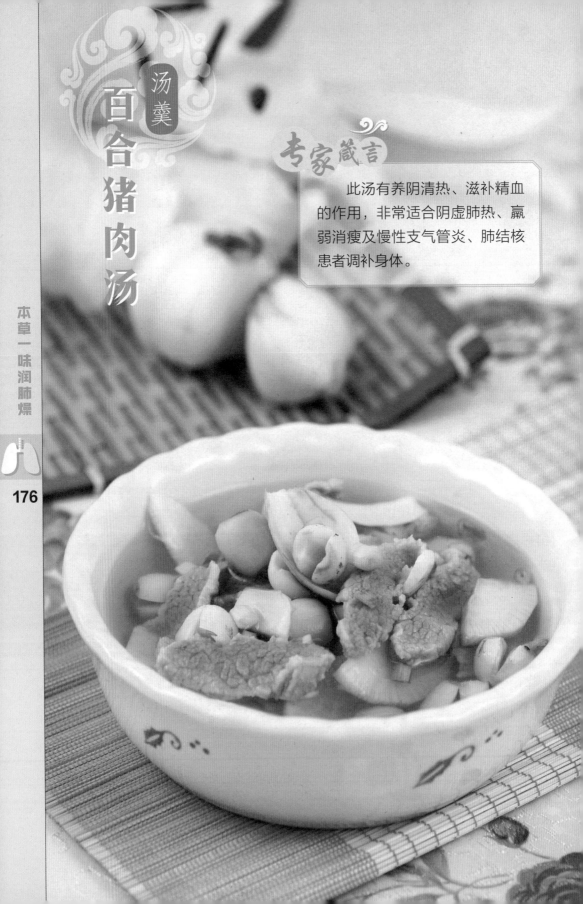

百合猪肉汤

专家箴言

此汤有养阴清热、滋补精血的作用，非常适合阴虚肺热、羸弱消瘦及慢性支气管炎、肺结核患者调补身体。

材料

鲜百合 30 克，莲子 20 克，白萝卜 50 克，猪瘦肉 150 克，青蒜末少许。

调料

料酒、淀粉各10克，盐、鸡精、香油各适量。

用法

随餐食用，每日分1~2次吃完。

宜忌

✓ 适用于身体虚弱、消瘦者及慢性支气管炎、肺结核有低热、盗汗等症状者食用。

✓ 肺热、肺燥所致干咳、烦渴、津干、心烦失眠者宜食用。

✓ 秋、冬季节最宜食用。

✗ 风寒咳嗽、湿痰咳嗽者不宜食用。

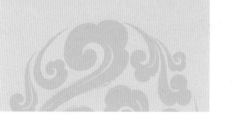

做法

1 将猪瘦肉清洗干净，切成片后用料酒和淀粉抓匀上浆。

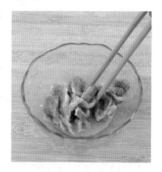

2 白萝卜清洗净，去皮，切片；百合洗净，切成小片。

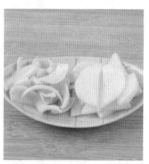

3 将莲子放入锅中，加适量清水煮至软烂，放入百合续煮5分钟。

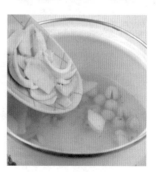

4 放入肉片滑散，再煮沸时加盐、鸡精调味，盛入汤碗，淋香油，撒上青蒜末即可。

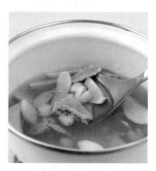

滋阴养肺药

麦冬

别名 麦门冬、沿阶草。

性味 味甘、微苦，性微寒。

归经 归胃、肺、心经。

专家箴言

麦冬有养阴生津、润肺清心的功效。其善养肺阴，清肺热，和胃生津，适用于阴虚肺燥有热的鼻燥咽干、干咳痰少、咯血、咽痛音哑等症。

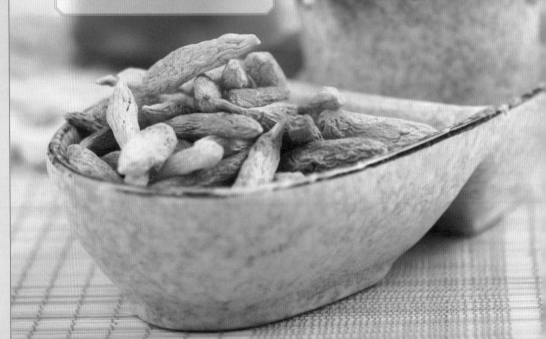

古籍说法

《本草汇言》："清心润肺之药也。主心气不足，惊悸怔忡，健忘恍惚，精神失守；或肺热肺燥，咳声连发，肺痿叶焦，短气虚喘，火伏肺中，咯血咳血；或虚劳客热，津液干少；或脾胃燥涸，虚秘便难。"

药材选料

本品为百合科植物麦冬的块根，干燥后打破生用。以表面淡黄乳白色、半透明、纺锤形、肥大、质柔、气香、味甜、嚼之发黏者为佳，瘦小、色棕黄、嚼之黏性小者为次。

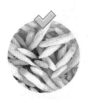
优质麦冬：
以浙麦冬为佳

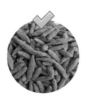
普通麦冬：
川麦冬，亦可用

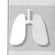

常用搭配

麦冬常与沙参、桑叶、枇杷叶、川贝母、玄参、天冬、桔梗、甘草、玉竹、蜂蜜等材料同用，可增强养肺阴、止燥咳的效果。

用法用量

麦冬常泡茶、煎汤，也可煮粥或入丸、散。煎服用量在 6 ~ 12 克。

人群宜忌

适宜人群	不宜人群
✓阴虚肺燥有热所致的鼻燥咽干、干咳痰少、咯血、咽痛音哑及虚劳咳嗽者	✗脾胃虚寒泄泻、胃有痰饮湿浊及风寒咳嗽者
✓胃阴虚有热所致津伤口渴、内热消渴、大便干结者	
✓心阴虚有热所致心烦失眠、健忘、心悸者	

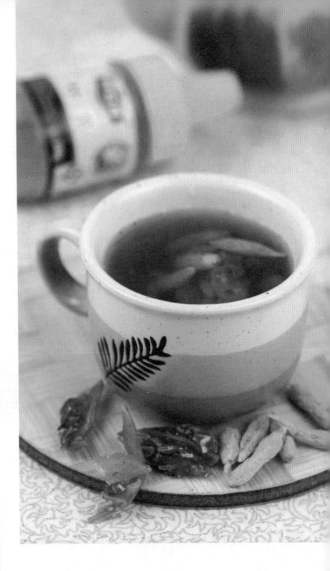

茶饮

二冬茶

本草一味润肺燥

180

专家箴言

天冬、麦冬均可润肺养阴，除烦止渴，止咳消痰；蜂蜜是润肺燥的佳品。三者合用，养肺阴、生津止燥咳的效果更佳。

宜忌

✓ 适合肺胃燥热、咽燥干咳，或痰黏难以咳出、心烦口渴者饮用。

✓ 秋、冬、春季饮用最佳。

✗ 湿痰或风寒咳嗽者忌用。

材料

麦冬、天冬各10克，蜂蜜适量。

做法

将天冬、麦冬一起放入杯中，用沸水冲泡，盖闷15分钟，再加入蜂蜜，拌匀即可饮用。

用法

每日1剂，代茶频饮。

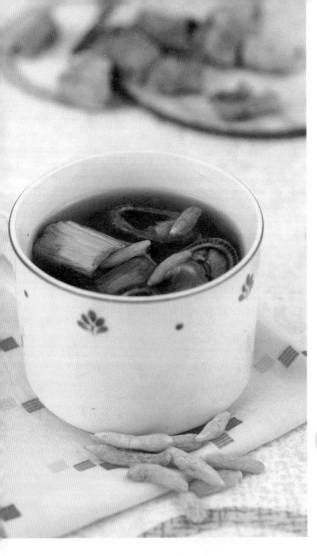

芦根麦冬饮

专家箴言

芦根清热除烦，麦冬养阴生津。此饮有生津清热、养阴润燥、清肺止咳的功效。

材料

芦根15克（或鲜品30克），麦冬15克。

做法

将芦根、麦冬一起放入杯中，用沸水冲泡，盖闷15分钟即可饮用。

用法

每日1剂，代茶频饮。

宜忌

✓ 适合肺燥及肺热咳嗽、咯血、肺痈吐脓、支气管炎、咽痛音哑者饮用。

✓ 热病烦渴、食欲不振、胃热呕哕、大便秘结者宜饮。

✓ 夏季饮用最佳。

✗ 脾胃虚寒、风寒咳嗽及湿痰者不宜饮用。

润肺止咳茶

专家箴言

　　玄参、麦冬清养润肺，桔梗化痰止咳，甘草益气培中。几味药搭配使用，可起到润肺生津、止咳化痰的作用，常用于肺阴偏虚引起的咳嗽。

材料

麦冬、玄参各5克，桔梗、生甘草各3克。

玄参

玄参又叫元参、黑参，味甘、苦、咸，性微寒，归肺、胃、肾经。有凉血滋阴、泻火解毒的功效。常用于热病伤阴、津伤烦渴、劳嗽痰血、目赤咽痛、痈肿疮毒等。

用法

每日1剂，代茶频饮。

宜忌

✔ 适合肺阴虚咳嗽、喉痒干咳无痰或痰少而黏、不易咳出者饮用。

✔ 肺结核干咳、夜间发热、盗汗、口渴咽干者宜饮。

✔ 四季皆宜，秋、冬季用于滋阴效果更佳。

✖ 风寒咳嗽、痰多色白者慎用。

做法

1 将所有材料一起研为细粉。

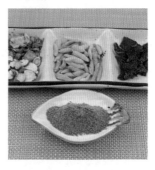

2 将研好的混合细粉装入茶袋中，封好口。

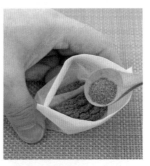

3 将茶袋放入茶壶中，用沸水冲泡，盖闷15分钟后饮用。可多次冲泡。

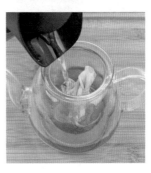

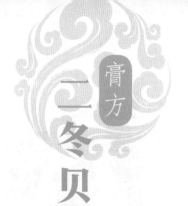

材料

天冬、麦冬各200克，川贝母粉40克，蜂蜜适量。

做法

1 天冬、麦冬放入锅中，加适量水煎汁，过滤掉药渣，取汁。

2 药汁中加入贝母粉，调入蜂蜜熬煮收膏，盛入干净的瓶中密封保存。

用法

每次取1大匙含服，每日1~2次，连服20天。

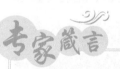

专家箴言

此膏是养肺阴、润肺燥、止咳嗽、消烦渴的传统良方，尤其对肺痨咳嗽、肺结核等肺病有益。

宜忌

✓ 适合肺结核、虚劳咳嗽、燥热咯血、咽燥干咳、阴虚低热、潮热盗汗者。

✓ 秋、冬季服用最佳。

✗ 湿痰或风寒咳嗽者忌用。

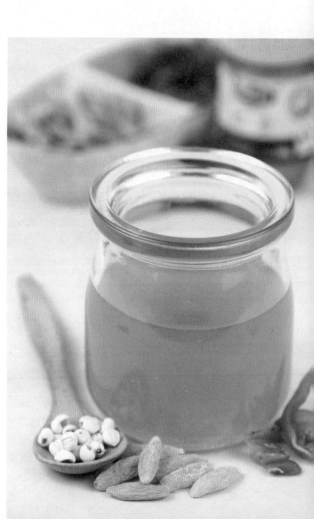

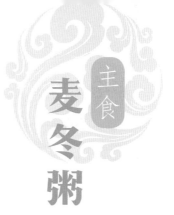

主食 麦冬粥

材料

麦冬15克，制半夏6克，人参4克，大枣6枚，生甘草6克，粳米120克。

做法

1 将麦冬、制半夏、人参、大枣、生甘草一起捣烂，放入锅中，加水煮成药汁，去渣取汤汁。

2 将药汁倒入淘洗好的粳米，煮至粥成。

用法

每日分3次服食。

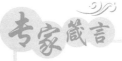专家箴言

此方源自《金匮要略》中的麦门冬汤，为治疗肺胃阴虚、气机上逆所致咳嗽、呕吐的常用方，常用于肺痿、上逆上气、咽喉不利等。

滋阴养肺药 · 麦冬

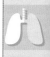

185

宜忌

✓ 适合虚热肺痿，有短气喘促、咽喉不利、咳痰不爽或咳唾涎沫、口干咽燥、手足心热、舌红少苔症状者。

✓ 慢性支气管炎、支气管扩张、慢性咽喉炎、矽肺、肺结核等属肺胃阴虚、气火上逆者。

✓ 秋、冬季食用最佳。

✗ 肺痿属于虚寒证者不宜食用。

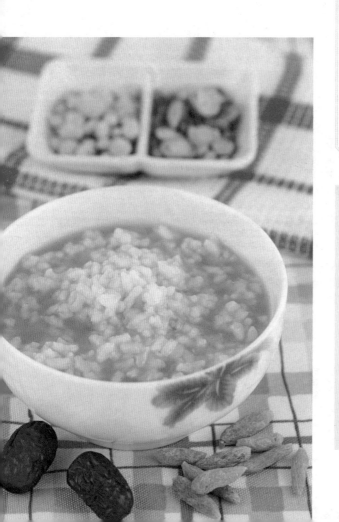

滋阴养肺药

玉竹

别名 葳蕤、玉参、铃当菜、甜草根、靠山竹。

性味 味甘，性微寒。

归经 归肺、胃经。

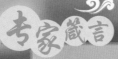

专家箴言

玉竹有养阴润燥、生津止渴的功效。既能养肺阴，又能清肺热，适用于阴虚肺燥有热所致的干咳少痰、咯血、声音嘶哑等症。

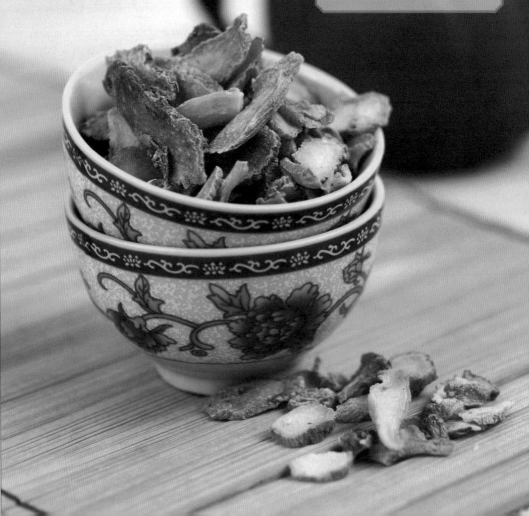

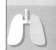
古籍说法

《日华子本草》："除烦闷，止渴，润心肺，补五劳七伤，虚损。"

《本草正义》："治肺胃燥热，津液枯涸，口渴嗌干等证。"

《广西中药志》："养阴清肺润燥。治阴虚，多汗，燥咳，肺痿。"

药材选料

本品为百合科植物玉竹的根茎，晒干或鲜用。以条长、肉肥、黄白色、光泽柔润者品质为佳。阴虚有热者宜用生玉竹，热不严重者宜用制玉竹（经过蒸制、晒制的玉竹）。

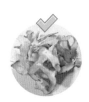 生玉竹   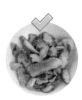 制玉竹

常用搭配

用于肺阴虚时，玉竹常与沙参、麦冬、桑叶、生地黄、贝母等药材同用。

用法用量

玉竹常泡茶、煎汤、煮粥或入丸、散。煎服用量在6～12克。此药性缓，久服才能见效。

人群宜忌

适宜人群	不宜人群
✓ 阴虚肺燥有热的干咳少痰、咯血、声音嘶哑、咽干、失音等肺阴虚者	✗ 胃有痰湿气滞、脾虚便溏者
✓ 燥伤胃阴、口干舌燥、食欲不振、胃热津伤、内热消渴等胃阴虚者	

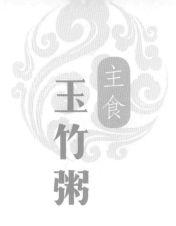

玉竹粥

材料

玉竹10克，粳米100克。

调料

冰糖适量。

做法

1 将玉竹洗净，放入锅中，加水煎汤取汁。

2 把淘洗好的粳米放入药汁中，补足水分，煮至粥稠时加入冰糖，稍煮即可。

用法

每日早、晚温热食用。

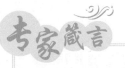

专家箴言

此方出自《粥谱》，有滋阴润肺、生津止渴的作用，对肺阴不足所致的燥咳、干咳有很好的食疗效果。

宜忌

✓ 适合肺阴不足或热病后期肺胃阴伤所致的干咳少痰、烦渴口干、不思饮食、低热者食用。

✓ 四季皆宜食用。

✗ 痰湿气滞、口黏痰多、脾虚便溏者不宜食用。

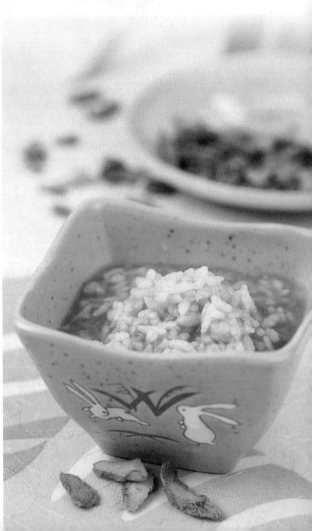

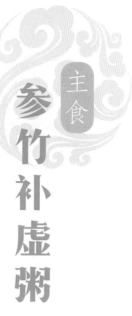

主食

参竹补虚粥

材料

玉竹、北沙参各10克，鲜山药50克，去心莲子、芡实、薏苡仁各15克。

做法

1 莲子、芡实、薏苡仁分别洗净；鲜山药去皮，洗净，切成块。

2 玉竹、北沙参放入锅中煎煮，去渣留汤。

3 药汁中加入芡实、薏苡仁、莲子，补足水分，小火煮1小时，放入山药续煮20分钟即成。

用法

每日早、晚温热食用。

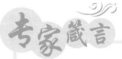

专家箴言

此粥可益肺气，补肺阴，养胃津，对脾、肺、肾虚弱者均有很好的补益调养作用。

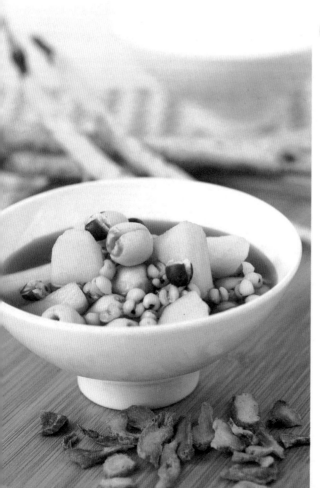

宜忌

✓ 适合病后体虚、老人及小儿脾肺肾皆虚者食用，是全家老少皆宜的调补品。

✓ 适合阴虚津亏、烦渴口干、虚劳咳喘、遗精尿浊、带下者食用。

✓ 四季皆宜食用。

✗ 痰湿气滞者不宜食用。

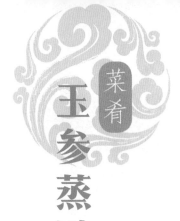

菜肴

玉参蒸鸭

材料

玉竹、北沙参各10克，鸭肉250克。

调料

盐、鸡精各适量，鲜汤150毫升。

做法

1 将玉竹、北沙参用温热水泡发后放入大碗中；鸭肉切成片，放在玉竹、沙参上。

2 浇上鲜汤，把大碗放入蒸锅内，大火蒸1小时，取出，加盐、鸡精调味即可。

用法

随餐食用，每食适量，吃鸭肉，喝汤。

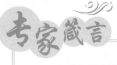

专家箴言

玉竹和北沙参是经常一起使用的药材，可增强养阴效果，搭配补阴虚、清虚热的鸭肉，能起到养阴润燥、养肺胃、生津液的效果。

宜忌

✓ 适合阴虚肺燥或肺热所致的干咳、口渴、咯血、心烦、低热等，肺炎、肺结核患者最宜。

✓ 四季皆宜食用。

✗ 风寒咳嗽及痰湿气滞者不宜食用。

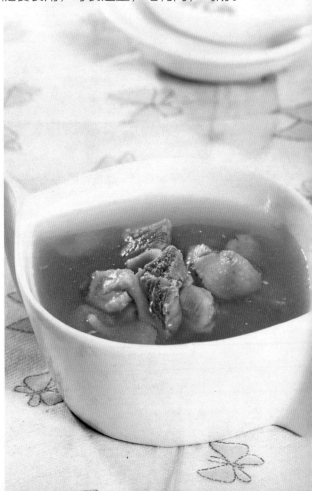

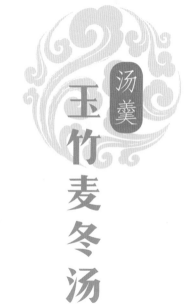

玉竹麦冬汤

(材)(料)

玉竹、麦冬各10克，北沙参、甘草各5克。

(调)(料)

冰糖适量。

(做)(法)

将所有材料放入锅中，加适量水，文火煎煮，滤渣留汤，放入冰糖煮融化即成。

(用)(法)

每日分2次温服。

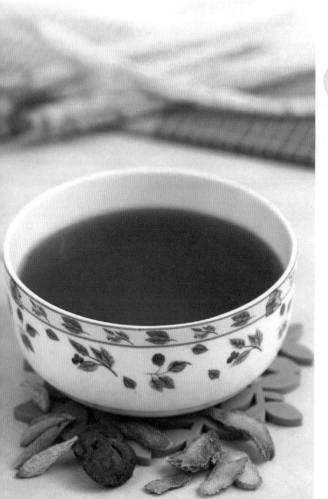

191

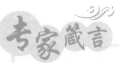

专家藏言

此方出自《温病条辨》，有清肺热、润肺燥、养肺阴、滋胃阴的作用，对防治秋燥伤肺胃之阴尤其见效。

(宜)(忌)

✓ 适合肺胃阴伤所致的燥咳、干咳无痰、口干舌燥、心烦口渴者。

✓ 秋燥时节最宜常饮。

✗ 脾胃虚寒、痰湿咳嗽者不宜饮用。

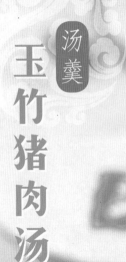

汤羹

玉竹猪肉汤

专家箴言

玉竹清肺润燥，猪肉调补气阴。二者合用，可起到养阴、润肺、止咳的作用，尤其对阴虚燥咳、肺痿者是理想的食疗品。

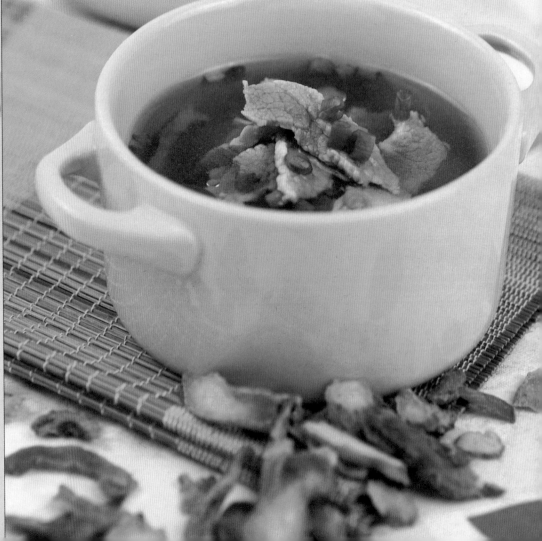

材料

制玉竹10克，猪瘦肉150克，香葱末少许。

调料

料酒、淀粉各10克，香油、盐、鸡精各适量。

用法

随餐食用，吃肉喝汤。

宜忌

✓ 适合阴虚肺燥或热病伤阴所致的咽干咳嗽、干咳少痰、秋冬肺燥干咳、肺结核干咳者。

✓ 四季皆可，秋季干燥，更宜常食。

✗ 痰湿咳嗽者不宜食用。

做法

1 将制玉竹洗净，放入调料袋中，封好口。

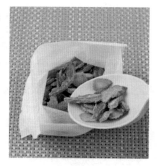

2 把调料袋放入锅中，加适量水，小火煎煮30分钟。

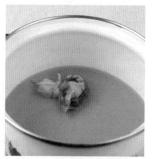

3 猪瘦肉切成片，用料酒、淀粉抓匀上浆后下入锅中，滑散。

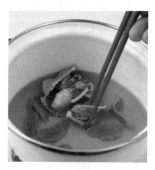

4 再煮沸，拣去调料袋，盛入汤碗，加盐、鸡精调味，淋香油，撒上香葱末即可。

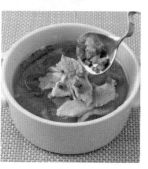

别名 官燕、白燕、毛燕、燕菜、燕根。

性味 味甘，性平。

归经 归肺、胃、肾经。

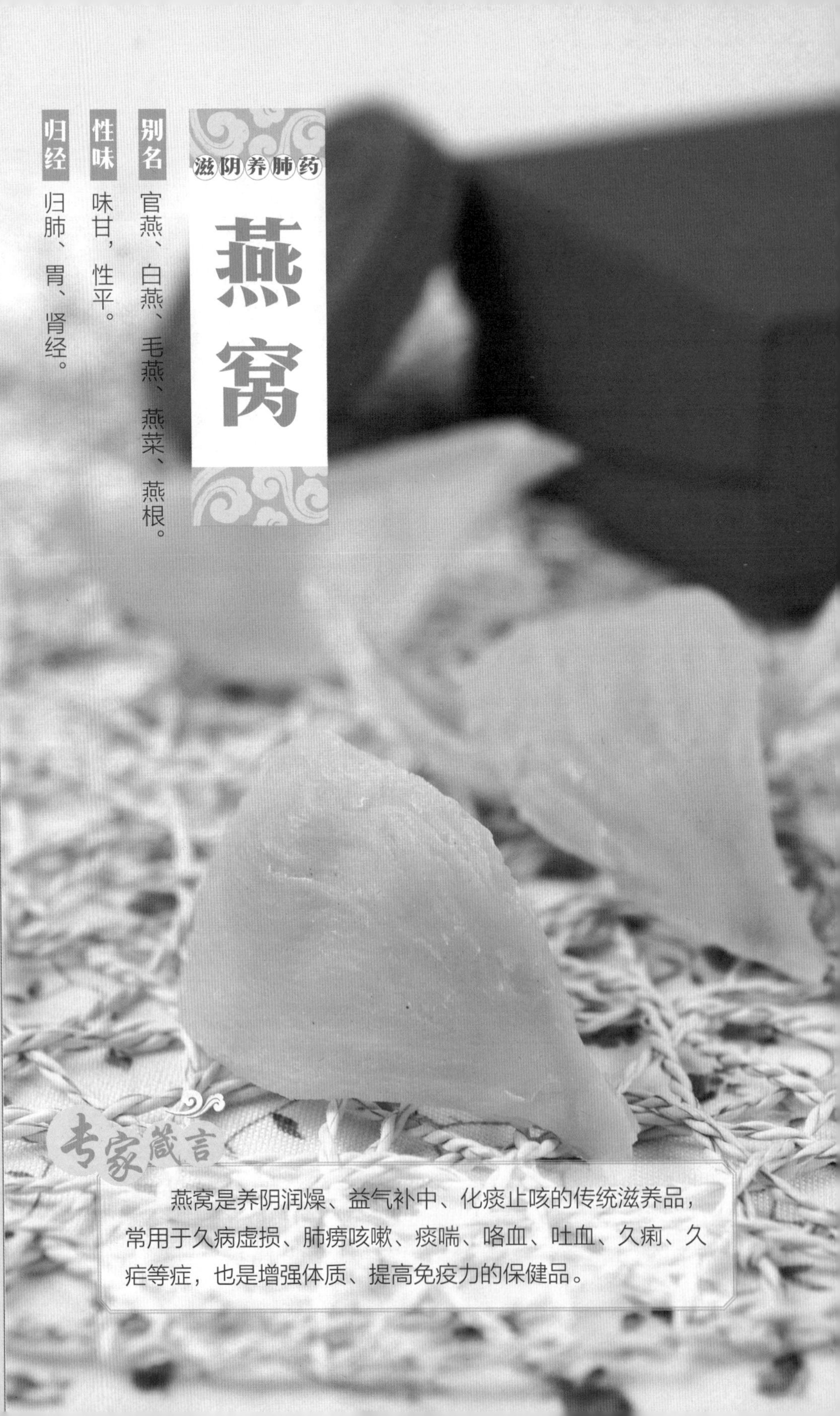

滋阴养肺药

燕窝

专家箴言

燕窝是养阴润燥、益气补中、化痰止咳的传统滋养品，常用于久病虚损、肺痨咳嗽、痰喘、咯血、吐血、久痢、久疟等症，也是增强体质、提高免疫力的保健品。

古籍说法

《本经逢原》："今人以之调补虚劳咳吐红痰，每兼冰糖煮食往往获效。然惟病势初浅者为宜。"

《本草纲目拾遗》："味甘淡平，大养肺阴，化痰止嗽，补而能清，为调理虚损劳瘵之圣药。一切病之由于肺虚不能清肃下行者，用此皆可治之。"

药材选料

本品为雨燕科动物金丝燕及多种同属燕类用唾液或唾液与绒羽等混合凝结所筑成的巢窝。有白燕、毛燕、血燕之分：白燕（又名官燕）色洁白，偶带少数绒羽；毛燕色灰，内有较多的灰黑色羽毛；血燕则含有赤褐色的血丝。以白燕的品质为最佳。由于燕窝比较名贵，造假的伪品很多，尤其是染色血燕较多，购买时一定要小心。

 白燕　 毛燕　 血燕

常用搭配

燕窝一般单用，久服有效，最常与冰糖、银耳搭配，也可搭配枸杞子等滋阴药材合用，效果更好。

用法用量

燕窝常煎汤、蒸服、煮粥、做羹汤或入膏剂。煎服用量在5～10克。

人群宜忌

适宜人群	不宜人群
✓ 久病虚损、肺痨咳嗽、痰喘、咯血、吐血者	✗ 肺胃虚寒、湿痰停滞及有表邪者
✓ 久痢、久疟、噎膈反胃者	
✓ 体弱遗精、尿频者	

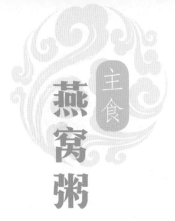

主食

燕窝粥

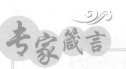

专家藏言

此粥有大养肺阴、化痰止嗽的功效，是调理虚损劳咳的滋补佳品。

宜忌

✓ 适合虚劳咳喘、肺阴亏虚、燥咳津伤、痰喘、咯血者食用。

✓ 久病虚损、精神疲惫、体质虚弱、肾虚早衰者宜常食。

✓ 四季皆宜食用。

✗ 湿痰停滞及有表邪者不宜食用。

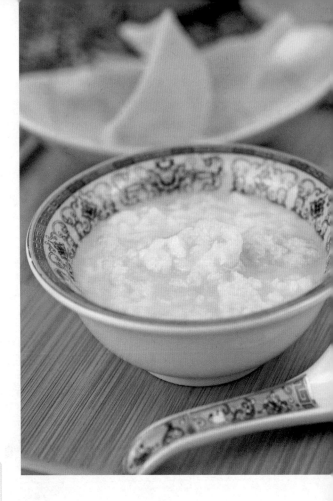

材料

燕窝5克，粳米100克。

调料

冰糖适量。

做法

1 将燕窝用温水浸泡至松软，择去燕毛，洗净沥干，撕成细条。

2 将燕窝与粳米一起放入锅中，加适量水同煮成粥，待粥熟时加入冰糖即可。

用法

每日早、晚温热食用。

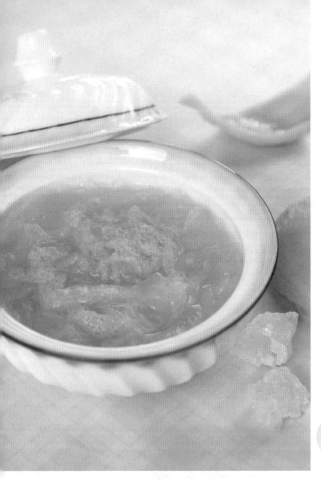

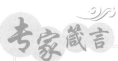

汤羹

冰糖燕窝

专家箴言

此汤是民间传统的滋阴良方，润肺又养颜，尤其适合女性阴虚肺燥、早衰者常食。

材料

燕窝5克。

调料

冰糖20克。

做法

1 将燕窝用温水浸泡至松软，择去燕毛，洗净沥干，撕成细条。

2 锅中加适量水，下入冰糖，小火烧开至冰糖溶化，再放入燕窝，煮30分钟即可。

用法

每日1次，温热食用。

宜忌

✓ 适合肺阴虚者，尤其是肺阴亏虚、肺痨干咳、咯血者。

✓ 肺、肾阴虚所致容颜早衰、皮肤粗糙不润者宜食。

✓ 四季皆宜食用。

✗ 肺胃虚寒、湿痰停滞及有表邪者不宜食用。

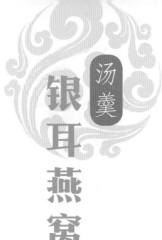

汤羹

银耳燕窝汤

燕窝5克，水发银耳30克。

调料

冰糖20克。

做法

1 将燕窝用温水浸泡至松软，择去燕毛，洗净沥干，撕成细条；银耳洗净，撕成小块。

2 把银耳、燕窝和冰糖放入蒸碗，加适量水，上蒸锅，大火蒸20~30分钟即可。

用法

每日早、晚各1次，连食10~15天。

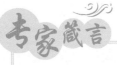

专家箴言

银耳润肺生津，燕窝调补阴虚，合用则滋阴效果更佳，是民间传统的养阴润肺食疗品。

宜忌

✓ 适合肺胃阴虚所致的干咳无痰、痰中带血、潮热、盗汗、口咽干燥者。

✓ 久病虚损、体质虚弱、早衰、妇女更年期综合征患者均宜食用。

✓ 秋、冬季食用最佳。

✗ 湿痰停滞及有表邪者不宜食用。

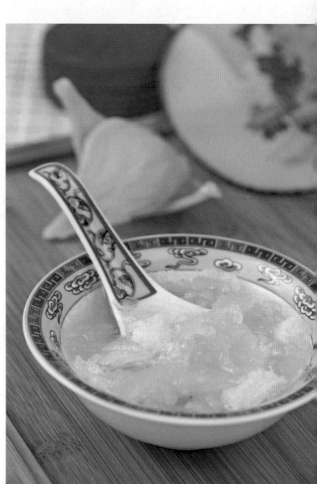

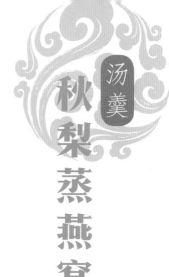

秋梨蒸燕窝

材料

秋梨1个，燕窝3克。

调料

冰糖适量。

做法

1 将燕窝用温水浸泡至松软，择去燕毛，洗净沥干，撕成细条。

2 将梨上部横切开，挖去梨核，放入燕窝、冰糖，上蒸锅蒸至熟软即可。

用法

每日早晨温热食用。

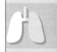

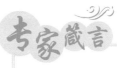 专家箴言

此羹有养阴、益气、润燥、化痰的功效，是治疗老人虚咳痰喘的理想食疗品。

 宜忌

✓ 适合肺肾阴虚所致的咳嗽痰多、津干口渴、老人虚咳痰喘等。

✓ 秋、冬季最宜食用。

✗ 脾胃虚寒、湿痰停滞及有表邪者不宜食用。

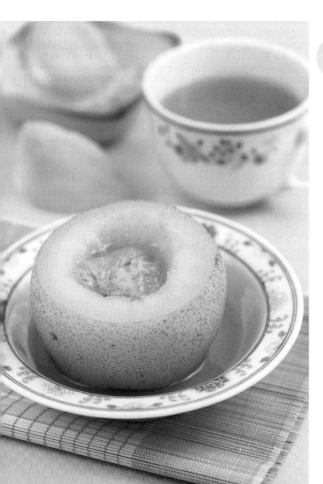

图书在版编目（CIP）数据

本草一味润肺燥 / 余瀛鳌，陈思燕编著 . —北京：
中国中医药出版社，2021.8
（本草护佑全家人丛书）
ISBN 978 – 7 – 5132 – 7032 – 8

Ⅰ.①本…　Ⅱ.①余…②陈…　Ⅲ.①润肺 – 验方
Ⅳ.① R289.51

中国版本图书馆 CIP 数据核字（2021）第 119411 号

中国中医药出版社出版

北京经济技术开发区科创十三街 31 号院二区 8 号楼
邮政编码　100176
传真　010-64405721
河北品睿印刷有限公司印刷
各地新华书店经销

开本 710×1000　1/16　印张 13　字数 163 千字
2021 年 8 月第 1 版　2021 年 8 月第 1 次印刷
书号　ISBN 978 – 7 – 5132 – 7032 – 8

定价　59.80 元
网址　www.cptcm.com

服务热线　010-64405720
购书热线　010-89535836
维权打假　010-64405753

微信服务号　zgzyycbs
微商城网址　https://kdt.im/LIdUGr
官方微博　http://e.weibo.com/cptcm
天猫旗舰店网址　https://zgzyycbs.tmall.com

如有印装质量问题请与本社出版部联系（010-64405510）